家庭保健使用手册　中医进补必备宝典

中医养肾补肾速查手册

土一康　牛林敬◎编著

寻找健康密码

让您多活20年的智慧

河北出版传媒集团
河北科学技术出版社

图书在版编目（CIP）数据

中医养肾补肾速查手册 / 土一康，牛林敬编著 . --石家庄：河北科学技术出版社，2013.1

ISBN 978-7-5375-5685-9

Ⅰ . ①中… Ⅱ . ①土… ②牛… Ⅲ . ①补肾—手册 Ⅳ . ① R256.5-62

中国版本图书馆 CIP 数据核字 (2013) 第 001181 号

中医养肾补肾速查手册

土一康　牛林敬　编著

出版发行：河北出版传媒集团
　　　　　河北科学技术出版社
地　　址：石家庄市友谊北大街 330 号（邮编：050061）
印　　刷：三河市恒彩印务有限公司
经　　销：新华书店
开　　本：710 × 1000　1/16
印　　张：16.5
字　　数：230 千字
版　　次：2013 年 4 月第 1 版
　　　　　2018 年 4 月第 2 次印刷
定　　价：29.00 元

前　言

中医认为，肾为作强之官，是生命之源。肾气盛衰与人的生、长、病、老、死密切相关，因此，现代养生人士达成了一种共识，即养生必养肾。

那么，怎么养肾呢？最根本的就是保证肾阴、肾阳的充足与平衡，只有当肾藏之精充足，肾之“元阳”或“真火”才能发挥温润、营养全身各部组织器官和衍生后代的作用。一旦肾阴或肾阳不足，肾就“虚”了，就会累及全身，健康就会出现问题。这正是中医所说的“肾虚乃百病之源”。

虚了还不好说？补！也许有些人会说：现在市面上卖的补肾保健药品那么多，买一些服用就能治好肾虚。其实，这是一种错误的认识。肾元秉受于父母，是先天之本，是“补”不了的，日常所谓的补，其实就是培护仅有的肾气，不至于过度耗散而已。那些买点“壮阳药”就想补肾的，结果往往事与愿违。

那么，日常生活中该如何养肾护肾呢？如果肾虚了，又该怎么办呢？肾病缠身又该如何调治呢？患了慢性肾病，又不能天天上医院找医生，该如何进行综合调治呢？鉴于此，我们策划推出了这本《中医养肾补肾速查手册》。本书以介绍肾的功能，肾虚、肾病的自我检测、形成原因及补肾误区等基本常识为切入点，对饮食养肾、运动养肾、经穴养肾方法做了细致说明，并针对不同肾病患者的情况，提出简便有效的保健方法，以便患者寓治于养，防病于未然。让您学会如何辨别自己是否肾虚，是肾阳虚还是肾阴虚，从微小症状开始，用正确的方法对症补养肾脏，使肾脏渐渐充满活力，轻松赶走肾虚和肾病的袭扰。

此外，本书还针对不同群体，如老人、中年男女、少年儿童等，从养肾益全家的角度，提出了补肾养肾的方法。一书在手，让您为自己及家人的身体筑起一道健康的“藩篱”。

疾病三分靠治、七分靠养，肾病也是如此，《中医养肾补肾速查手册》可以为您提供全面的养肾护肾方案。但这里也要负责任地提醒广大读者注意，本书中提到的食物、运动、经穴等调治方法，只适用于日常养肾护肾和慢性肾病患者。如果是急性肾病或严重肾病患者，请去专业的医院接受治疗。

编　者

目　录

第三章　本草养肾，阴虚、阳虚各不同

第四章　食物养肾：补肾益气各取所需

第七章 上有老下有小，养肾因人而异

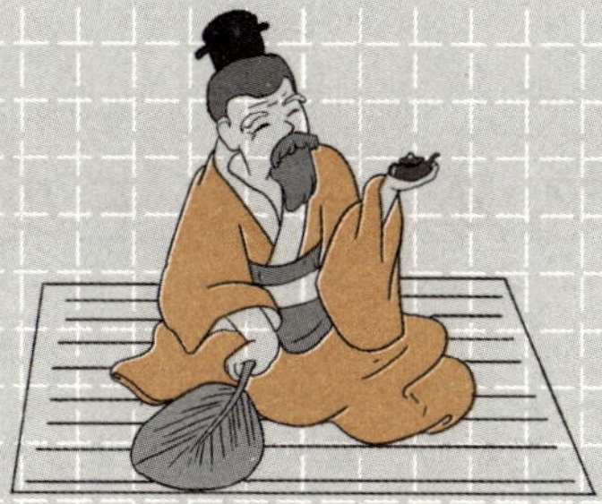

ZHONGYI YANGSHEN BUSHEN
SUCHA SHOUCE

第一章

肾为先天之本，养生必养肾

脾为后天之本，与之相对应，肾为先天之本。先天是指人体受胎时的胎元，《灵枢·经脉》亦云："人始生，先成精，精成而后脑髓生，骨为干，脉为营，筋为刚，肉为墙，皮肤坚而毛发长。"不难看出，"先天"是指禀受于父母的"两神相搏"之精，以及由先天之精化生的先天之气，是由遗传而来。

肾为先天之本，是指肾的功能是决定人体先天禀赋强弱、生长发育迟缓、脏腑功能盛衰的根本。识肾，弄清楚肾之所主，搞明白肾虚的原因，修正自己的养肾观念，是养肾补肾的前提，也是关键。

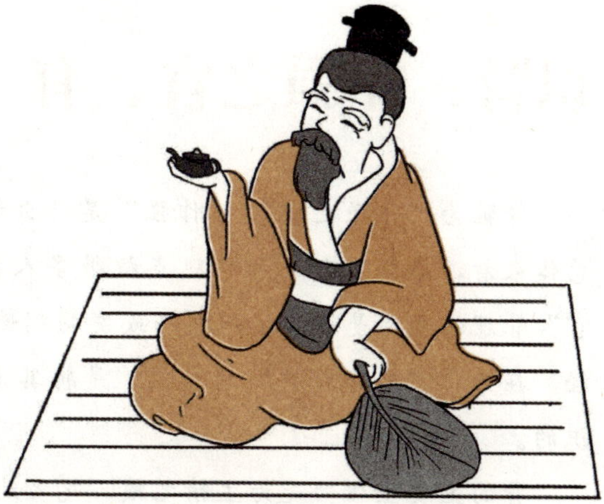

第一节

识肾：作强之官，有“四主”

肾脏为“作强之官”，“作强”是什么意思？尽管说法不一，但总体来看，与工匠有关系的观点被很多人接受。古时候，“作强之官”管理的主要是一些实用技巧或发明创造等事务。所以，《黄帝内经》在为肾“加官晋爵”的时候，是将其看作创造生命的器官来认识的。

肾的主要生理功能为主精之藏，气之纳，骨之生，水之谢。

主精之藏，为何女人比男人老得快

精是什么？是维持生命的最基本的物质，《素问·金匮真言论》说：“夫精者，生之本也。”精气包括“先天之精”和“后天之精”。“先天之精”是禀受于父母的生殖之精，即《灵枢本神》所说的“生之来，谓之精”；“后天之精”来源于通过脾胃运化功能而生成的水谷之精气，以及脏腑生理活动中化生的精气通过代谢平衡后的剩余部分，藏之于肾，故《素问·上古天真论》说：“肾者主水，受五脏六腑之精而藏之。”肾对于精气有闭藏之功，为精气在体内能充分发挥效用创造了良好条件，具有防止精气流失而影响生命滋养生长的功能，所以，《素问·六节脏象论》才有言：“肾者主蛰，封藏之本，精之处也。”

《素问·上古天真论》说：“女子七岁，肾气盛，齿更，发长；二七而天癸至，任脉通，太冲脉盛，月事以时下，故有子；三七，肾气平均，故真牙生而长极；四七，筋骨坚，发长极，身体盛壮；五七，阳明脉衰，面始焦，发始堕；六七，三阳脉衰于上，面皆焦，发始白；七七，任脉虚，太冲脉衰少，天癸竭，地道不通，故形坏而无子也。丈夫八岁，肾气实，发长齿更；二八，肾气盛，天癸至，精气溢泻，阴阳和，故能有子；三八，肾气平均，筋骨劲强，故真牙生而长极；四八，筋骨隆盛，肌肉满壮；五八，肾气衰，发堕齿槁；六八，阳气衰竭于上，面焦，发鬓斑白；七八，肝气衰，筋不能动，天癸竭，精少，肾脏衰，形体皆极；八八，则齿发去。"

《素问·上古天真论》的这一段论述，明确指出了肾中精气的主要生理效应是促进机体的生长、发育和逐步具备生殖能力。正是由于"先天之精"不断地得到"后天之精"的培补，肾中精气逐渐充盛，出现了幼年时期的齿更发长、性征出现等生理现象，这些一方面可以作为观察肾中精气盛衰的标志，另一方面则可以作为防治某些先天性疾病、生长发育不良、生殖功能低下和防止衰老等的标志。

尿液的排泄虽由膀胱所主，但仍靠肾的气化功能才能维持正常。因此，排尿异常的病症，如遗尿、尿频、尿失禁、少尿、尿闭等，常与肾气虚有关。生殖系统功能也受到肾功能影响，如肾虚则会出现阳痿、遗精、早泄等症；粪便的排泄，本是大肠的传化糟粕功能，但也与肾的气化、温煦、封藏功能有关。因此，人在患肾病时，常影响到粪便的排泄。例如，肾阴虚，可致肠液枯涸而便秘；肾阳虚则大便溏泻；肾的封藏失司时，则久泄滑脱。

主气之纳，上气不接下气重肺别轻肾

所谓的纳，即固摄、受纳之意。这里说肾具有摄纳肺所吸入的清气，防止呼吸表浅的效用。那么，前面我们说过肺主气，这里肾又纳气，二者的关系到底如何呢？这一点从《类证治裁喘症》中可以知晓，其曰："肺为气之主，肾为气之根，肺主出气，肾主纳气，阴阳相交，呼吸乃和。"

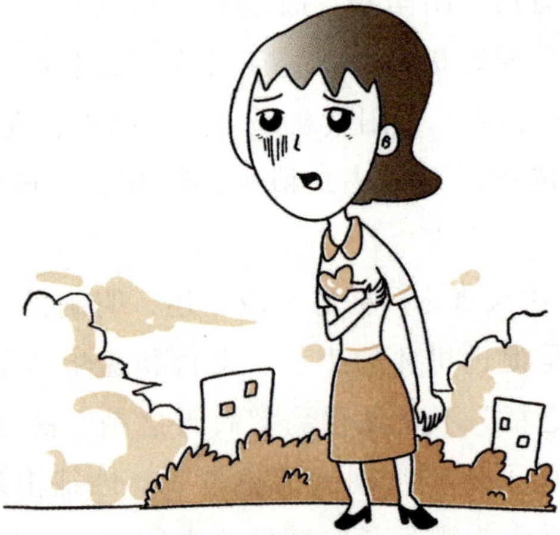

可见，纳气实际上是肾的闭藏之功在呼吸上的一种体现，所以，尽管人的呼吸由肺所主，但必须有赖于肾的闭藏，即纳气。而且进一步的研究印证了《难经四难》"呼出心与肺，吸入肾与肝"之说，从这里可以看出，呼吸均匀和调必须使肾的纳气功能正常，所以，气喘还跟肾的纳气是否正常有关，否则，就像很多会吸烟的人说那些不会吸烟而假吸烟的人，吸的是"过口烟"，烟没有进入体内，只是在口腔内吸，又在口腔内就向外布散。当然，对于身体而言不可能完全没有清气进入体内，而是说比较浅和比较少而已。

主骨之生，肾不好容易患骨质疏松

说肾主骨生髓，这里首先要弄清"髓"的内涵，《黄帝内经》将髓分为三种：脑髓、骨髓、脊髓。此三种髓，均由肾精所化生。因此，肾中精气的盛衰，不仅影响到骨的生长与发育，而且也影响到髓的充盈和发育。

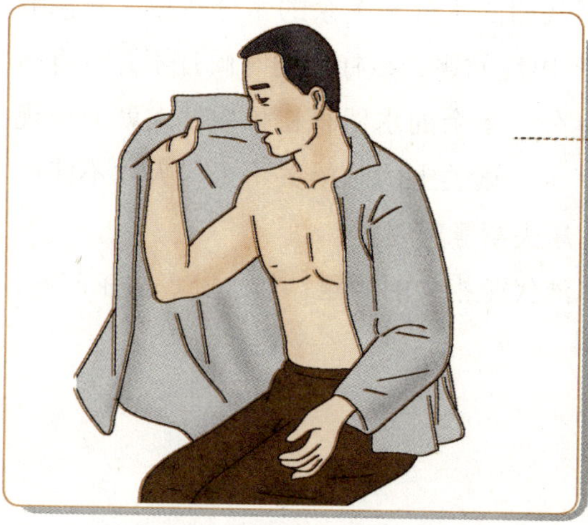

如果一个人肾精不足，则肾功能失常，骨骼失去滋养。

如何影响呢？从反面来看最为明显，即肾精亏虚，骨髓化生无源，骨骼失其滋养。在小儿就会骨骼发育不良或生长迟缓；在成人，则可见腰膝酸软，步履蹒跚；在老年，则骨质脆弱，易于骨折等。从正面来看，则肾精充足，髓化生有源，骨质得养，在小儿则发育旺盛，在成人则骨质致密，步履矫健，在老年人则多坚固有力，富有一定的韧性。

主水之谢，肾是体液代谢的“总开关”

水是生命之源，不仅因为它要供给人体生命所需要的水分，还在于它的正常代谢。就一般而言，人每天要喝约八杯水。这些水喝下去后，都到哪儿去了呢？首先要输送到各个器官供人体使用，使用不了的经代谢系统排出体外。

水代谢的过程跟肾有什么关系呢？水喝进去之后通过肾阳的温

化、蒸化，连同其他各个脏腑的参与，将水输布到全身的各个部分供人体利用。大体分为三个部分，一是被利用的水分；二是被利用过的代谢水分；三是多余的水分。这些水分各有所安，被利用要留下的水分肾要“关”住，而代谢的水分和多余的水分肾要“开闸放水”。一旦肾这个“总开关”出现问题，该打开的时候打不开，身体里的水液不能正常代谢到体外，多余的水留存在体内，人就会出现水肿等问题。相反，肾不好了，该关上的时候关不上，人体不能固摄水液，人就会出现遗尿、尿失禁等问题。

所以，生活中很多与水液代谢相关的问题，如水肿、排尿问题，都与肾密切相关。

第二节

原因：你的肾怎么就“虚”了

生活越来越好，整天按时上班下班，肾怎么就“虚”了呢？除了先天的因素之外，更多的是人们后天“养”成的，看上去很享受的生活方式，或许你没有补出好身体，反而坏了“健康大事”。了解肾虚的原因，一一回避，对于预防、调治肾虚都有积极的意义。

原因一：先天不足“肾况”不佳

肾是生命之源，为先天之本。藏有先天之精，所以，在孕育之初，如果父母精血不足，多导致子女肾虚，发育迟缓，甚至疾病缠身。

打个比方说，肾精就好比植物的种子，种子质量要打了折扣，自然，收成就不好。对人体而言，身体生长发育就会有影响，而从内在来看，人的智力等就会受到影响。事实上，这一点，古人早就已经有所认识。明代著名医学家汪绮石认为：“因先天者，指受气之初，父母成年已衰老，或乘劳入房精血不旺，致令所生之子夭弱。”意思就是，如果怀孕的时候父母身体欠佳，体弱多病，或者是酒后同房，那么，生下来的孩子就会有肾虚的问题，自然，随着慢慢成长，肾虚的情况就会日益明显。

当然，先天禀赋不足的孩子，如果后天喂养得法，也可以补先天精气，减少疾病的发生。如果先天不足，后天失养，那么易致形体瘦弱，发育迟缓，产生一系列健康问题。比如，有人生下来后，

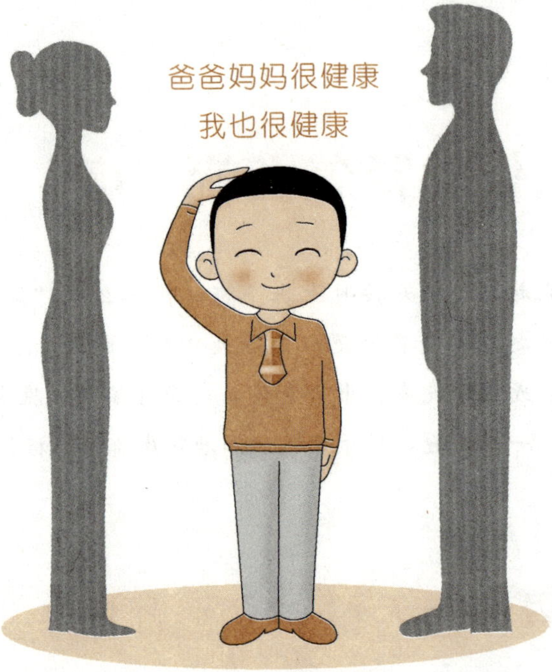

没有头发或头发稀少，长大后也仍然稀疏难长；有人牙齿长得很晚；有的长到两三岁后，仍站不稳，行走无力；有人满周岁后，头项仍软弱下垂，咀嚼无力，时流清涎，手不能握拳。“五迟”（站立、行走、长发、生齿、说话都比正常婴幼儿要晚得多）“五软”（头项、口、手、足、肌肉均痿软无力）“解颅”（头缝裂开不合、前囟宽大）等症，这些都是先天禀赋不足、发育不良所致。

原因二：饮食不节伤了脾胃累及肾

饮食不节会诱发肾虚吗？通常我们知道，如果饮食不节，则常常会导致脾胃不好，但很少有说跟肾有关系的。事实上，二者关系甚大。脾胃为后天之本，气血生化之源，食物是靠脾胃来进行消化的，饮食不节主要是损伤脾胃，导致脾胃升降失常，进而气血生化不足，这样化生的肾精就会不足，即中医所说的肾气失充，自然肾就虚了。

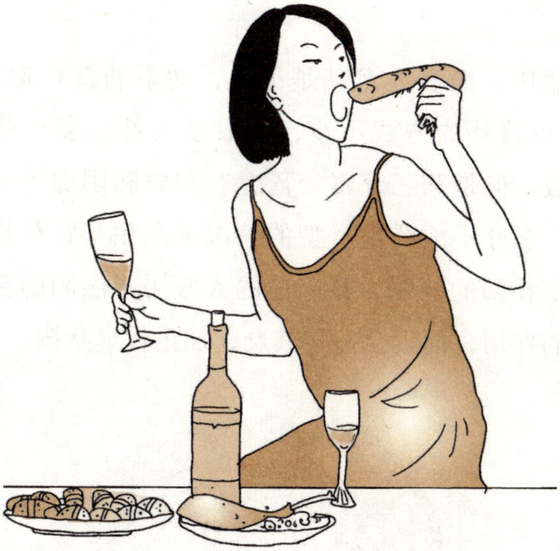

那么，什么是饮食不节呢？饮食不节有两个方面的表现：一是量的问题，二是饮食结构的问题。从量上来看，就是吃得太撑，日常说饭吃七分饱，如果撑得不行了，那就影响健康了，当然，饱一顿饿一顿就更不行了。饮食结构指的是长期进食肥甘厚味、辛辣煎炸的食物，使脏腑生热，脾热炽盛，引起脾胃功能障碍。其他如饮食不规律、不卫生等，也会造成脾胃功能的损伤。

基于这个道理，《素问·上古天真论》提出“食饮有节”的养生方法，维护脾胃化源，其内容包括节饮食、忌偏嗜、适寒温诸方面。《素问·藏气法时论》中强调饮食要全面配伍，指出：“五谷为养，五果为助，五畜为益，五菜为充，气味合而服之，以补精益气。”

原因三：大量服药，肾不能承受之重

日常生活中，很多人尤其是男人，动不动就认定自己肾虚了，需要“补”，尽管补的方式不少，但很多人都热衷于药补，听信宣传，认为有效。但是药三分毒。肾虚有阳虚和阴虚等不同类型，需要辨证施治，在分不清肾虚类型的情况下乱用补肾药物，比如肾阴虚的人服用了壮阳的药物，肾阳虚的人服用了滋阴的药物，不仅难以起到补肾的作用，而且会适得其反，加重肾虚状况。

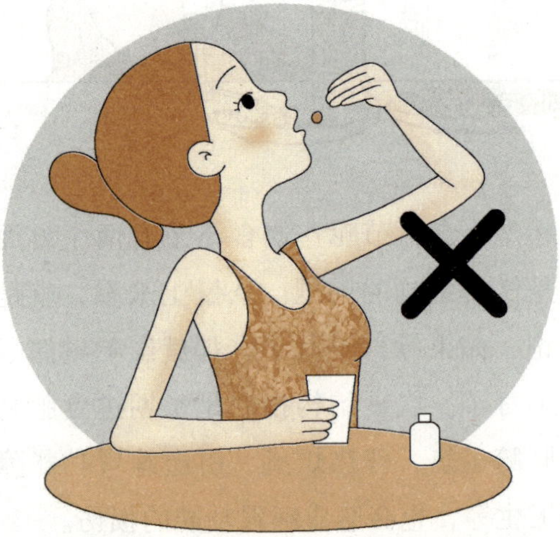

不仅补不好会肾虚，治不好也会出现肾虚，有些医生没有严格的药效、药量控制，患者拿药后，往往嘱咐其“当开水喝”，这使得很多人长期大量服药，给身体增加排毒的负担，势必对肾脏造成影响，使患者正气受损，伤及肾脏，引起肾虚等问题。

原因四：气血不畅，瘀血导致肾伤

气血不畅实际上就是很多人在生活中说的“不得劲”，更为严谨、科学的说法，在中医叫“得气”。事实上，人体除非生命结束，没有完全不“得气”的时候，往往体现的是气血不足。为什么会不足？堵住了。所以，提到中医病因，尤其是结合中医经络等来看，人们听得比较多的是“阳虚血瘀”“气虚血瘀”“气滞血瘀”“湿浊血瘀”等词。

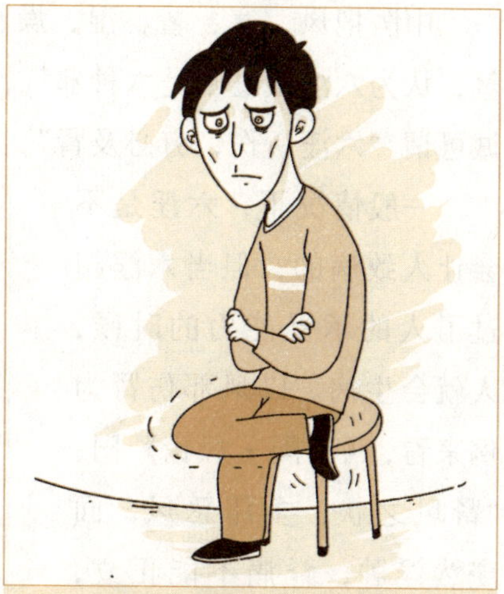

经络损伤，气血运行不畅，就容易导致肾虚。

经络是气血运行的地方。经络损伤，气血运行不畅，就容易导致肾虚。所以，从养肾护肾的角度看，应尽量避免身体产生瘀血。怎么避免？外伤轻则伤及表皮，重则损及内脏，但无论是伤及表皮还是损及内脏，都会损伤脉络，致使血液不循常道而溢出脉外变成瘀血，所以，外伤也容易引起肾虚。

可见，生活处处要小心，要避免外伤引起的瘀血，身上青一块、紫一块不仅仅是身体受伤了，还伤害了肾。

原因五：风寒暑湿燥火成“杀手”

中医把风、寒、暑、湿、燥、火称为六淫，也有人将其归结于气，认为六淫太过则是六种邪气，认为它们是让人肾虚的外在因素，诚可谓“六淫所伤，穷必及肾”。

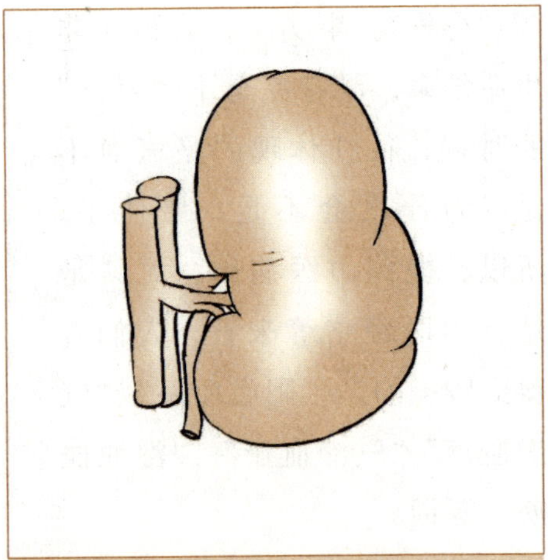

肾

一般情况下，六淫是不会让人致病的，但当六淫超过了人的承受能力的时候，人就会生病。以风邪伤肾为例来看，《素问·风论》曰：“肾风之状，多汗恶风，面庞然浮肿，脊痛不能正立，其色炲，隐曲不利，诊在肌上，其色黑。”肾风之证，常以肾系病变为主，证见多汗、恶风、头面水肿、尿少等。突出表现为肾主水液的功能失常而致水肿。

肾为水脏，又为水之下源，肾被邪伤，则水液泛滥。水能伤阳，故水肿必致肾阳虚弱。肾风之证，若发展到《素问·奇病论》所说的“肾风而不能食，善惊，惊已，心气痿者死”，则类似现代医学的肾衰竭。风邪犯肾，不独风水之证。内耗其精，则为劳风；内伤肾络，则见腰痛、骨痛、项脊背疼、耳聋、耳鸣、语言謇塞、半身不遂。

临床上还有一些并非由体外侵入的，而是由于脏腑功能活动失调所产生的，能形成类似风、寒、湿、燥、火证候的邪气，为了与外感六淫相区别，称为内风、内寒、内湿、内燥、内火，属病机范围。

以内寒为例，内寒是阳气虚衰、机能衰退的一种表现，又称“虚寒”，其主要表现有畏寒肢冷、面色苍白、呕吐清水、下利清谷、倦怠喜卧、筋脉拘挛、局部冷痛等。因肾中藏有真阳，为一身阳气之本，能温煦全身脏腑组织。脾为后天之本，为气血生化之源，主运化精微至各脏腑组织，并使阳气达于肢体四末。故脾肾阳虚，失其温煦作用，令身体表现虚寒之象，而其中尤以肾阳虚衰为主要证候。阳衰则相对阴盛，阴盛于内，则阳气更为虚衰，两者互为因果。

专家解答

远离肾病，从排寒扶阳入手

寒气是肾损害的罪魁祸首之一，看似毫不起眼，然而贻害无穷，为许多疾病埋下了伏笔。古往今来，真正的名老中医都非常重视寒气的防治，著名的中医典籍《伤寒杂病论》虽然包罗世间疾病，却以“伤寒杂病”统之，就是这个原因。因此，要想从根本上远离肾病，就得从排寒扶阳入手。

原因六：情志太过不利于肾健康

人都有七情六欲，高兴的时候笑，悲伤的时候哭，就通常情况而言，喜、怒、忧、思、悲、恐、惊七情的变化，若是在正常的范围内，不会引起什么病变。但是如果七情太过，就会引发肾功能障碍。

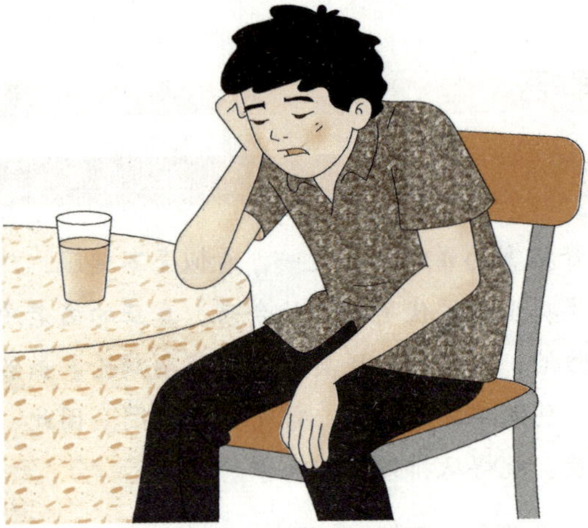

肾在志为恐，与惊相似但不同，前者是自知而害怕，后者则是因为不知道而突然受到刺激。为什么会害怕呢？心藏神，神伤则心怯，心怯而恐。面对恐惧不同的人表现不同，那么，影视剧里那些吓得屁滚尿流是真是假呢？从生理的角度讲，这种情况是会发生的。《素问·举痛论》说："恐则气下，惊则气乱。"又说："惊则心无所倚，神无所归，虑无所定，故气乱矣。""恐则气下"，是指人在恐惧的时候，上焦的气机闭塞不畅，气迫于下焦，而又不能藏纳，收摄不住自然就会发生遗尿的情况。

因此，平常有病无病要做到"恬恢虚无"，只有这样才能"精神内守”，使身体气机调和，“阴平阳秘”对于情志不遂、肝气郁结所致的气机不畅病例，在治疗肾病的同时，也应注意治病求本。可服用疏肝理气之品。如中成药加味逍遥丸、疏肝和胃冲剂、柴胡疏肝丸、血府逐瘀丸等可在医生的指导下酌情服用。玫瑰花泡茶既有疏肝又有凉血化瘀之效，可谓物美价廉。

原因七：过劳过逸肾“两头受气”

工作、生活两不误，要求得一个平衡。就生活的艺术而言是如此，就养生而言也是如此。所以，并不是说好要、清闲就养生，也不是整天劳作就相当于锻炼身体了。劳逸失当伤身还伤肾。就强度而言，不可太过，饭吃七分饱，力用七分好。尽量避免竭尽全力去做什么事儿。时间上建议跟着太阳学养生，日落而息，日升而作。

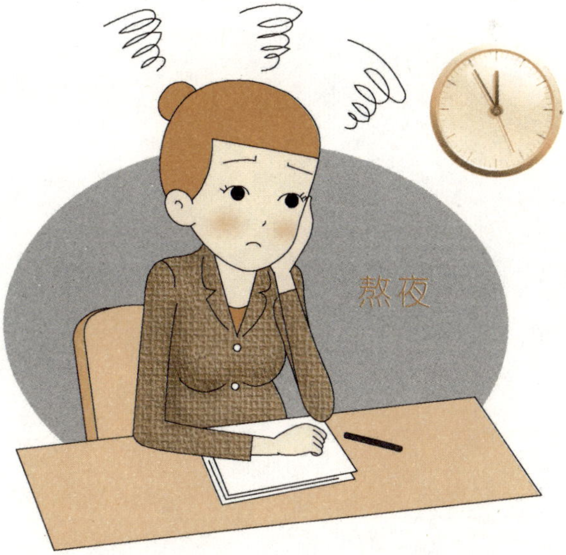

这里要特别提及的就是房事过劳，如果一个人房事过于频繁，男子可出现滑精、早泄、阳痿等症；女子则会出现月经不调、白带增多等症，严重的话还会导致怀孕困难或者流产。所以，有节是养肾中一个重要的分寸。

第三节

误区：养肾先补脑，观念不对越补越虚

中医理论认为："肾为先天之本。"但人们存在很多误解，比如，养肾都是男人的事儿，跟女人有什么关系？养肾是刚结婚的小青年的事儿，跟我一个老头子有啥关系？肾虚了哪有那么费劲，吃点壮阳药不就万事大吉了吗？更有甚者，认为日常忙工作，适当憋憋尿还能锻炼膀胱等器官，工作健身两不误，有何不好？解除困惑，让你养肾护肾少走"弯路"。

错误观念一：男人"不行"就补肾

补肾，仿佛成了很多男人养生的主题词。绝大部分男人都坚定不移地相信，自己的"雄风不在"，肯定是肾虚，也因此，肾虚成了很多人在性生活"不行"时候的挡箭牌。对此，不少肾内科的专家也颇为无奈，"许多本应该去男科的患者，却以为自己得了肾虚，跑到肾病专科来"；而不少男科专家都曾接诊过这样的病人，起初感觉性爱时力不从

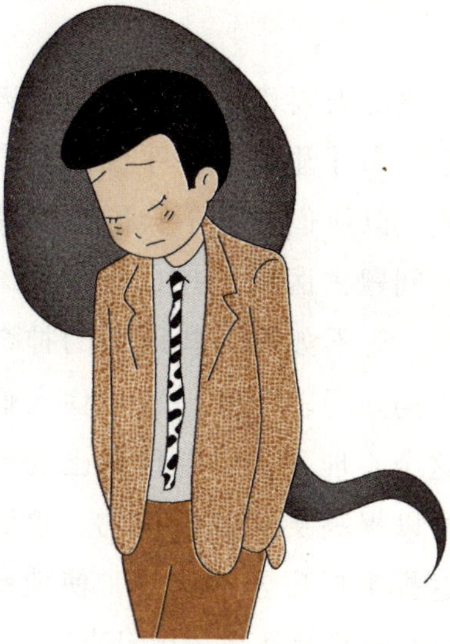

心、尿频、小便不干净，就以为是肾虚了，乱补壮阳药后病情加重，出现小便灼热、尿道有疼痛感等症状，反而延误了治疗。

这里要特别说明一下，中医讲的肾虚是一个症候群的概念，它包括很多种症状，但并不是说只要出现这些症状就是肾虚。判断是否是肾虚需要经过望闻问切“四诊和参”，全面分析之后才能定夺。拿出汗来说，很多人一遇到出汗多、频繁如厕、腰膝酸软、性欲下降等症状，就怀疑自己肾虚了。事实上，肾虚、胃气虚弱、湿热不清、寒邪入内等都会导致出汗。而且，除了肾虚之外，可能还合并有更严重的其他症状，如果只把眼睛盯在肾虚上而忽视了其他的，就可能贻误病情。

最后，再次强调一点，有点症状就担心肾虚，这种认识存在误区。实际上，北京某大学一项针对700多名ED患者的调查显示，只有32.9%的人是因肾虚引起的。如果随意在街边成人用品店购买壮阳药，会加剧病情的发展。

错误观念二：肾虚，壮阳药一吃就灵

性是夫妻幸福的润滑剂，夫妻之间骨子里都很在乎性能力的成败。但他们往往不会因为性能力的问题去医院治疗，认为丢了面子，还不如吃一些所谓的神奇壮阳药。所以一些厂家抓住人们的这个心理，大肆宣扬自己的产品可以提高男人的性能力。也因为这样类似广告的误导，使消费者以为补肾药就是“壮阳药”，认为“一吃就灵”。

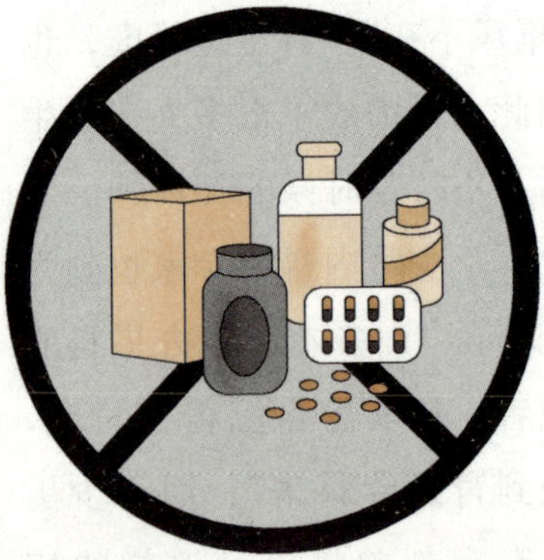

其实，补肾分为滋阴和壮阳两方面。顾名思义，滋阴就是滋养阴液，壮阳指的是温肾补阳。从这里我们可以明显看出：补肾包括壮阳，而壮阳却不一定能补肾。也正是因为这两方面的原因，中医认为肾虚分为肾阴虚与肾阳虚两种。谈到肾阴虚与肾阳虚，我们都知道“阴阳”是道家学派的理论，为什么中医也要提到“阴”与“阳”呢？

《景岳全书》对中医做过这样精辟的总结：“医道虽繁而可以一言以蔽之者曰阴阳而已。”很冷的冬天为什么要喝姜汤暖身？或许你觉得这是个天经地义的事情，殊不知，这个“天经地义”已经符合了阴阳制约的道理。中医认为肾气也分为阴阳两种，原本的阴阳两气是平衡的，但是由于环境、自身压力等多方面的原因，使得这两股阴阳之气失去了平衡。有的人肾阴气较厉害，吞并了肾阳气，使得自身阴阳两者变得不和谐，就出现肾阳虚；而有的人肾阳气势力较强，打败了肾阴气，人体则出现肾阴虚。这时虽然都是肾虚，但是重点却不同，所以所用调理方式也应该不同。

有这样两位肾虚患者，老王和老李，他们原是朋友。老王吃某厂家的壮阳药物后，肾虚治愈了，于是他把这种药物介绍给老李。老李吃后，非但没有痊愈，反而病情越来越严重，一段本来很好的友谊，渐渐出现了裂痕……这是为什么呢？

两人虽然都是肾虚，但老王多表现为腰膝冷痛、夜尿多、小便清长、喜热怕凉、懒动等，他是典型的肾阳虚，那么就需要壮阳，要多补阳气。怎么补阳气？多晒太阳，多吃壮阳的食物，如羊肉、狗肉等，这种壮阳药物对老王有效。老李则表现为腰膝酸软、头晕目眩、口干、盗汗、潮热、心烦气躁等，他是肾阴虚，需要滋阴，却吃的壮阳药物，效果当然要适得其反。拿太极两仪图来说明这个问题，一个圆里有两条游动的鱼，一条白鱼为阳，一条黑鱼为阴，白鱼占的面积越大，黑鱼的面积就越小，本来黑鱼的势力范围就小，这个圆已经不能平衡了，可是老李却不滋阴使黑鱼的面积变大，只一味地壮阳，使白鱼的面积越来越大，违背了阴阳两极相互制约的自然规律，圆的和谐被打破了，肾自然就越来越不健康。后来建议他改吃滋阴的药物，加上饮食调理，如多吃鸭蛋、蚌肉、甲鱼等，很快老李的病也就治好了。

“冰冻三尺，非一日之寒”，补肾也一样。身体的滋补是一项“润物细无声”的系统工程，养肾切忌图快，应该注重温和进补，靠的是我们平时生活一点一滴的积累，比如冬天多吃点滋阴壮阳的食物：羊肉、鸭肉等；爱美的女人最好不要穿低腰裤等。如果盲目求快，那样只能使精气神亏虚加剧，而结果是“偷鸡不成，反蚀一把米”。

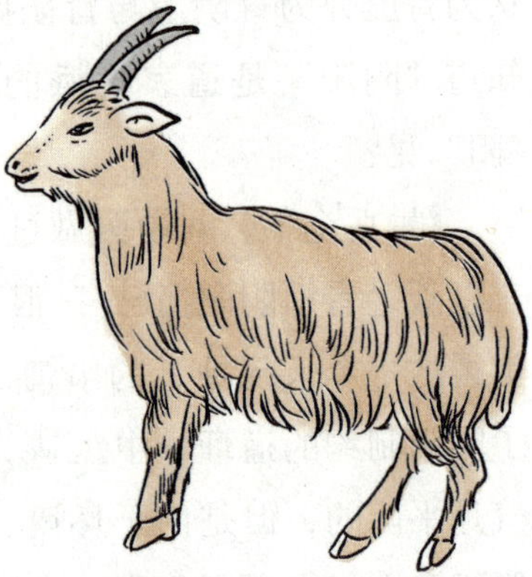

错误观念三：房事过度婚后才补肾

前一阵子，李大爷觉得上下楼梯比较吃力。结果去医院，出乎他意料的是，医生让他补补肾，他有些哭笑不得地自语：“补肾？那不是刚结婚的小青年的事儿吗？一个老头子补什么肾？”

经过医生进一步说明李大爷才知道，原来，肾主骨生髓，是主骨骼的，儿童为什么容易得软骨病？究其根本原因是因为肾气不足，肾气不充盈，所以才让儿童多晒太阳，补充肾气。一般来讲，人的肾气到十四五岁以后才会逐渐充盈起来，肾气不充盈的时候，骨头中的骨髓就相对弱，骨质得不到濡养。就好像鲜花，正在生长期间，主人没有给它足够的养分，鲜花长得蔫不拉叽的，没有一点精神。老年人过了五六十岁，他的肾气耗损过大，肾精不足了，骨头里的骨髓也进入了一种空虚的状态，骨髓空虚了，周围的骨质就得不到足够的养分，就疏松了。其实我们的骨头就像一座大楼，它是由一块一块砖头砌成的，如果砖出现了问题，那么这座大楼岂不成了豆腐渣工程？所以，建议平时多喝点骨头汤，以形补形；另外还可以多吃一些坚果，像核桃仁、花生仁、腰果，这些果子都是果实，是植物为了延续它的后代，把所有精华都集中到那儿了，有很强的补肾作用。

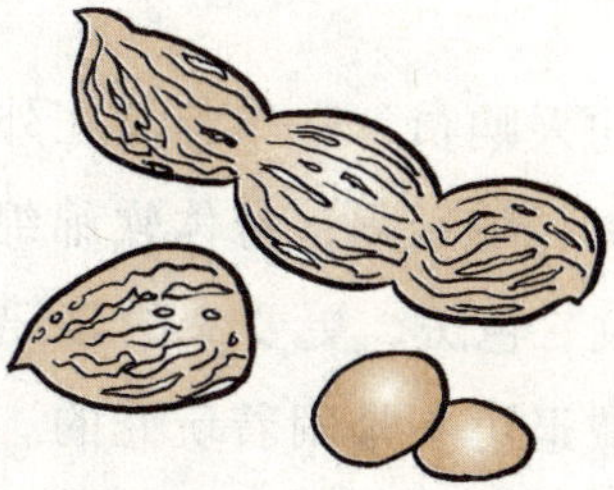

有的人会认为，去医院都检查了，没什么病呀。打个比方说，假如墙壁上出现了裂缝，西医就像泥土工人，往裂缝里塞点泥或水泥，把裂缝填满。而中医呢？看见墙壁上出现裂缝，它首先要看看为什么出现裂缝？是因为房子年久失修，还是结构出现问题导致那道墙的压力增加？中医是从根本上解决问题，防止以后类似的情况发生，以做到防患于未然！中西医侧重点是不一样的。所以很多人看中医时，觉得中医在骗人，因为他得了头疼，但中医偏偏先看他的脚有没有问题，不如西医简单明了！

补肾益精的根本办法，除了补养之法外，还要用活血通络的办法。因为老人一方面是肾精弱了，骨质改变了，由于骨质变了，很多老年人就不愿意走动了。越不愿意走，血脉越得不到锻炼，就越不通畅，一潭死水就这么形成了。所以，春秋季节最好在上午散步，吸收阳气；夏季在傍晚散步，冬季在中午的时候散步最为适宜。有的人十天不动，一天跑到健身房去瞎折腾。汗血是同源的，你十天不动，一天去那儿弄得大汗淋漓，好像是锻炼了，其实那叫折腾。汗出得太多的时候，那不是汗，那是肾气。所以走到身上微微有汗，气血开始运动起来就行了，这时内在的废弃物就已经排出了，也就达到目的了，不要大汗淋漓。当你大汗淋漓的时候就证明在消耗肾气了。

错误观念四：肾虚意味着性功能障碍

小张是一家企业的采购员，常年奔波在外，工作比较辛苦。前几天出差回来后，他觉得特别累，身体软绵绵的，脸色苍白，肤质粗糙、干燥，出现皱纹、色斑，更要命的是记忆力减退，对于一个采购员来说，记忆力减退可不是闹着玩儿的。于是小张赶紧去了一家中医诊所看病，没想到诊断结果竟然是“肾虚”。小张得知结果后大吃一惊，心想：肾虚不就是性能力减退吗？男人怎么能肾虚呢？他觉得自己患了难以启齿的病，成天闷闷不乐。

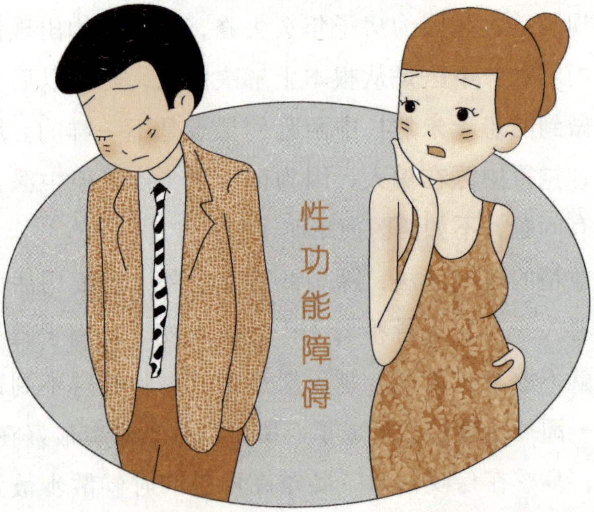

是啊！许多人在谈到“肾虚”时，往往把它和“性能力下降”等同，甚至有人认为，中医讲的“肾虚”就是西医所说的“ED（勃

起功能障碍)”。这其实是一种误解。中医里讲的肾不是西医所说的肾脏，它是先天之本，肾藏精，能充养骨髓、脑髓，调节生殖与泌尿系统，对人体生长发育和生命的进程起着重要的作用。所以事实上肾虚不仅包括性生活质量低下，还包括内分泌、运动、神经、泌尿、心血管、呼吸等诸多功能的下降。从中医角度来看，这些功能下降的主要原因是随着年龄增长、工作压力增大，体内肾阴、肾阳两股“精气”的相对平衡被破坏，肾精逐渐衰退所致。所以小张其实完全不用担心，“肾虚”多是生活压力过大导致的，只要经过一段时间的调养就可以得到改变。

有些广告中宣传“十男九虚”“中国90%的男人都肾虚”，这完全是一种夸张的说法。根据调查表明，大多数自认为“肾虚”的男人，实际上他们的肾并不虚，只是由于生活压力过大而出现了暂时性肾虚的症状。退一步讲，即使是真正的肾虚患者，也不一定是性能力下降，而是一些其他的症状，如气喘、心悸、乏力等。肾虚既然是生理功能衰退的表现，所以男人大可不必担惊受怕，感到没有面子。虽然衰老不可抗拒，但是进程的快慢却是可以调节的。比如，有些人年纪轻轻就开始脱发、牙齿松动、骨骼柔韧性变差，早衰迹象明显；而有些花甲老人，却依然精神抖擞、健步如飞、中气十足，这其中的关键就在于肾气的调节，想要使肾气充足旺盛，就应该在日常生活中注意劳逸结合，节制房事，积极锻炼，保持良好心态，并且要有针对性地对饮食进行调节。也就是说，按照自然规律进行养肾，健康与快乐将与你长相厮守。

错误观念五：憋尿是对肾的“锻炼”

生命在于运动，身体需要锻炼本是天经地义之事，但一些人的误解，却往往让原本健康的身体在“锻炼”中被渐渐消磨。现在企业白领们的一个典型习惯——憋尿，原本就是一个错误的习惯，但却被一些人看成是对身体脏器的“锻炼”，时间一长，身体每况愈下，甚至成为病患者。

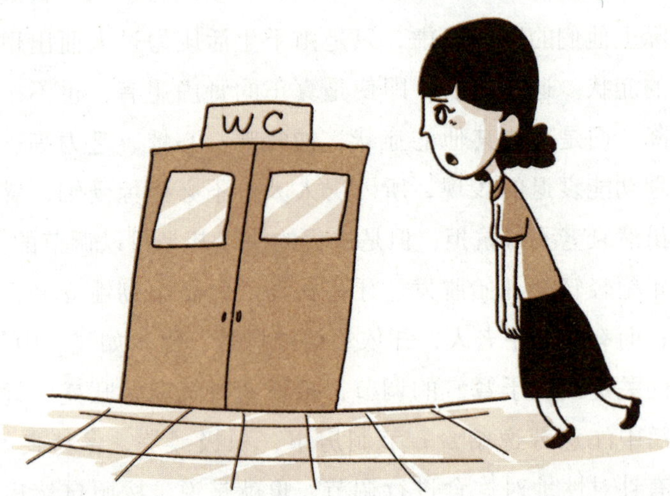

今年 32 岁的王小姐在北京一家外资企业做白领，由于公司管理严格，压力大，王小姐每天上班为了减少上卫生间的次数，节省时间，不得不减少饮水量，遇到内急时也是能忍则忍，甚至在心里产生一个错误的养生观念：这样可以锻炼身体膀胱系统，渐渐地就会增强自己身体的适应能力。就这样，半年过去了，临近春节，王小姐全身不适，头痛、乏力、食欲减退、恶心、呕吐、畏寒怕冷。起初以为是太累了，认为休息几天就没有事情了，但情况并没有想象中那么简单，症状越来越明显，腰部也开始酸痛，甚至出现了惊厥。

于是到医院就诊，结果确诊为尿路感染。

为什么会这样？憋尿时膀胀中的尿液反复流回输尿管，给肾脏造成压力。在正常情况下，由于输尿管与膀胱连接处的特殊生理结构，即便膀胱充盈胀满，也不会发生尿液反流。然而，当你刻意憋尿时，尿液可由膀胱拐向输尿管或肾脏，从而引起尿路感染。打个比方来说，家里的水管，当你打开水龙头时，水就会顺着水管流出来；当你把水龙头关上时，水就会在水管中待着，当水管中的水位到达一定程度时，水就会因为水管内的压力增大流到水厂中去，从而引起水厂的水位异常。当然在现实生活中是不会出现这种情况的，水厂的水不只提供给你一家使用，但是身体中的尿液却只能通过肾排泄！遇到这种情况时，应当及时排净尿液，且排尿时不要过于用力，或采取分次排尿的方法。如有必要，应该同时配合抗生素治疗，这样不仅可以减轻反流，还可以使反流消失。当然，如果尿液反流非常严重，还应当进行手术治疗。

长时间憋尿不仅会导致尿路感染，尿路感染反复发作便会导致肾病，还可能发展为尿毒症。为了保护你的肾脏，劝你最好摒弃不良习惯，即使工作再忙，想排尿时就要及时排尿。其实当你憋着尿液忙工作时，你的心不只扑在工作上，还得分一点心思花在憋尿上，所以还不如尽快解决生理问题后，一心一意干工作，工作效率会更高！你或许要反驳不想去卫生间解决私人问题，只要不喝水就好了，那我劝你还是趁早放弃这种想法！临床常见的肾结石等，就和长时间不喝水密切相关。为什么呢？水管道长时间不用，就会生锈，肾也一样，长时间不用水冲一下就会结石。所以这里又涉及一个如何科学喝水的问题。人们喝水，一般常根据是不是口渴了而定，这是不合理的。因为口渴表示人体水分已失去平衡，人体细胞脱水已到一定程度，中枢神经已发出补充水分的信号。口渴后才喝水，就像泥土龟裂了才灌溉而不利于植物的生长一样，所以喝水应定时定量，每次最好饮用 200 毫升，每天 8 杯水。

记住，肾是我们身体的“先天之本”，要想身体好，首先就要把肾保养好，并定时保养，尤其不能让身体的核心部件出问题。

错误观念六：养肾跟咱女人没关系

你补肾了吗？在电视媒体和充斥报纸版面等各种广告的“联合”问询中，不管里面是浓烈的关爱还是夹杂着警醒的质问，每个人都会有这样的感觉：男人要补肾。而且我们也知道，“性”福生活中男人主动，女人主静，男人需要补一补不仅正常，而且必需。但如果要说女人也需要补肾，轻则会说你胡扯，重则会有人挽起袖子和你辩论，更有甚者会说你在骂她。

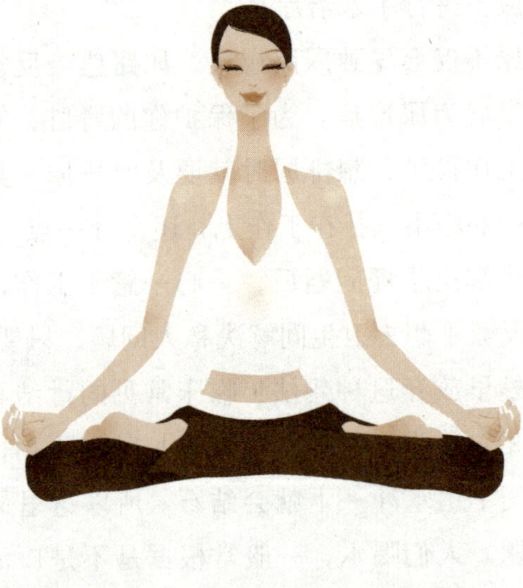

到底怎么回事儿？这还得从肾的功能说起。《黄帝内经》在《素问·六节藏象论篇》中说：“肾者，主蛰，封藏之本，精之处也，其华在发，其充在骨，为阴中之少阴，通于冬气。”意思是说肾主蛰伏，是封藏精气的根本，为精所居，其充养在骨，因为肾居下焦属阴，是以藏精为主。需要特别说明的是，这里的“精”并不是男人的精液，而是指人体的精气。这也是很多女性对于养肾之事，摆出一副“事不关己高高挂起”态度的一个主要原因所在。

所以，养肾，女人也不该是旁观者。当然，养肾都需要，但补肾却不是人人都需要，也不是时时刻刻都需要补。那么，有的女性朋友就要问了，肾作为先天之本，内藏于体内，别说精气，就连肾我们都见不上一面，我们又该怎么去养，如何知道自己是不是也该补肾了呢？很简单，看头发，这在前面我们已经介绍过。肾其华在发，是指肾的精气盛衰，可以从头发上看出来。头发不好反映的就是肾中精气不盛，至于头发是好是坏，这就不用我在这里多费口舌了，爱美的女性一看就心知肚明。

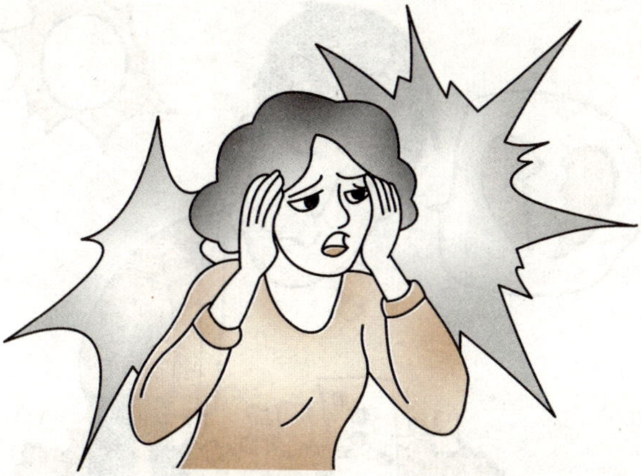

正是因为肾和头发之间的这一特殊关系，如果在听到周围那些抱怨：“我的头发又黄、又干、又少，有什么好的护发用品，不管多贵，只要我听说了，一定毫不犹豫地买下来，可是几年下来，头发发质不见好转，反而越来越差了，怎么回事？”你可以用我教你的方法去告诉她们，她们迫切需要的不是什么牌子的化妆品，而是补肾。

如果是碰到哥们儿级的好朋友，你还可以多数落她几句，当然，说是数落，其实是让她彻底明白，女人的美不仅仅是活在化妆里，还需要在适当的时候进行补肾。与其少则几百，多则上千地买各式各样的化妆品，用粉底液扮靓肤色，用口红唇彩调亮唇色，用遮瑕笔掩饰皮肤的斑、痘等，还不如一劳永逸地做一下内部的调理，毕竟，要让自己的脸上有“面子”，首先得有身体健康的“里子”。由此可见，女人养肾，还可以健康和美容“双赢”，何乐而不为？

错误观念七：肾虚就是肾出了问题

日常生活中，很多人一听说肾虚，就如临大敌，以为自己得了大病，性能力肯定不行了，其实这种担心是没有必要的。

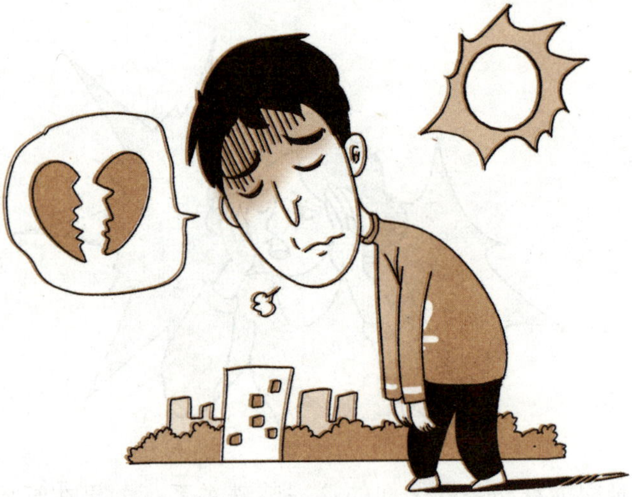

其一，在中医中，肾虚是一个抽象的概念，是个功能单位，并不是西医所对应的那个叫“肾”的脏器。它主要指肾脏精气阴阳不足，其作用之大，范围之广，几乎涵盖了西医学中内分泌系统、生殖系统、泌尿系统、运动骨骼系统、呼吸系统等多个系统。一言以蔽之，中医的肾虚与西医的肾病完全是两个不同的概念。肾虚并不等于肾病，也不等于性功能障碍。如果仅凭一两个相符的症状就瞎补肾，是不科学的。

其二，退一步讲，即使是肾虚，也要分清楚属于什么类型的虚。肾虚又主要分为肾阳虚、肾阴虚，分型不同，治疗的原则也不同。

市场上的产品多数是针对肾阳虚的，对于肾阴虚的人来讲，吃了不仅没有作用，还会出现一些不良反应，或加重病情。不分肾阴虚、肾阳虚，乱补一气，即便是经典的六味地黄丸，也不是对所有人都适用的。

其三，肾虚也有轻重缓急之分，如果仅仅属于轻症，不影响日常工作和学习的话，并不需要刻意去大补，但若是影响到正常的工作和生活了，就应该去正规的中医院或者中医科，找专业医生辨证施治，千万别擅做主张滥补。

第二章

肾虚研判：虚不虚自己一看便知

日常生活中，很多人动辄就补肾，对于养生，毋庸置疑，肾很重要，但如何知道自己到底是不是真的肾虚呢？掌握肾脏的全息论，了解肾虚形诸于外的对应体象，结合现代人常见的九种肾虚症状，一一比照，就能较为准确地知道自己的“肾况”。

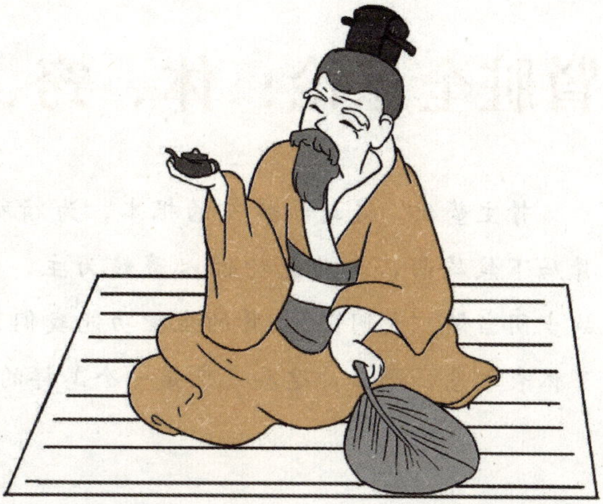

第一节

肾脏全息论：体、窍、液、华

肾主蛰伏，是封藏精气的根本，为精所居，其充养在骨，因为肾居下焦属阴，其功能特性以藏精为主，这一点与冬季养藏相应，故少阴当做“太阴”。从肾的生理功能我们可以看出肾精的盛衰决定了体表之象，那么，这些表象是一个怎样的对应关系呢？

肾之体在髓，打喷嚏是肾寒的象征

肾在体为骨，《素问·阴阳应象大论》说：“肾生骨髓。”《素问·六节脏象论》说肾“其充在骨”，都是说肾中精气充盈，才能充养骨髓。

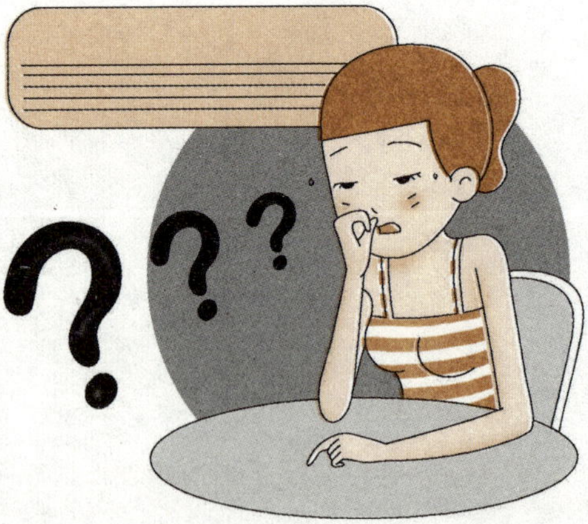

尤为值得一提的是，《黄帝内经》有“齿为骨之余”之说，所

以，牙齿属于骨头的一种，归属于肾统管，所以，如果一个人牙齿早早就脱落了，说明肾精不足，需要注意肾虚的问题。除此之外，一个人在洗澡或者寒风中常有打哆嗦、打喷嚏等现象，这多是肾寒所致。按中医的观点来看，打喷嚏实际上是身体在通过自组织实现自我“赈灾”的行为，是通过打喷嚏这样的方式，将肾之阳紧急抽调出来，以驱寒御邪，所以，打喷嚏是肾寒的象征，而不是有人想你了，当然，之所以这时候还能轻松地开这样的玩笑，是因为你的身体还可以，否则，身体来不及用打喷嚏的方式预报，你就感冒缠身了。

肾之窍在耳，年轻人耳背是肾精不足

肾有肾阴和肾阳，所以《素问·阴阳应象大论》里讲肾是开窍于耳，《灵枢》也有“肾气通于耳，肾和则耳能闻五音矣”之说，所以一个人的听觉灵敏与否，与肾中精气的盛衰有密切关系。若肾精不足，则可引起耳的听力减退，当然，肾精不足，有的是需要补，如果是生理性的则多与补益无关，老年人的耳背就是如此。

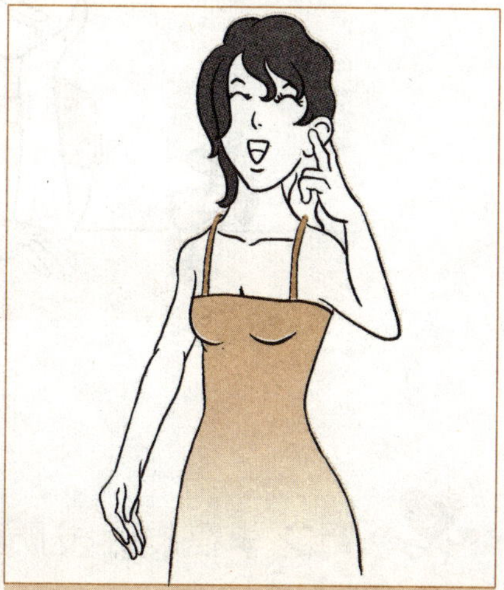

肾气通于耳，肾和则耳能闻五音矣。

肾之液在唾，流口水肾不好是根源

《难经三十四难》说肾液为唾。唾为口津，唾液中较稠厚的称作唾。唾为肾精所化，咽而不吐，有滋养肾中精气的作用。若多唾或久唾，则易耗损肾中精气。所以古代导引家以舌抵上腭，待津唾满口后，咽之以养肾精。但唾与脾胃亦有关，所以《杂病源流犀烛诸汗源流》说："唾为肾液，而肾为胃关，故肾家之唾为病，必见于胃也。"

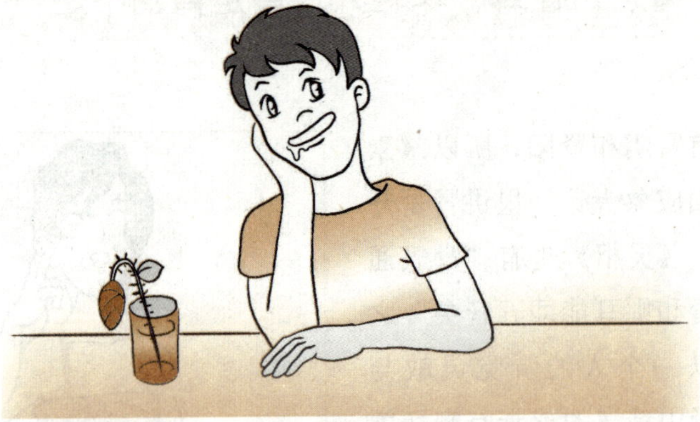

肾之华在发，发质差怨肾不怨洗发水

《素问》说："肾之合骨也，其荣发也。""发"指头发。肾其华在发，是指肾的精气盛衰，可以从头发上看出来。怎么看呢？主要看其生长的状态，是否是名副其实的一梳头就黑发飘起来，当然是在空中飘，或者看上去就像秋天的小草一样干枯，无论是脱发还是枯槁，都说明肾中精气不盛。

为什么有“发为血之余”的说法呢？这是因为头发的生长，根本在于肾，而肾藏精，精又能化血而充养头发的缘故。人从幼年开始到老年，肾精之气也由盛转衰，头发也由黑变白。当然，那些中年人，甚至青年人早生白发除了遗传因素影响之外，大多也是一种肾中精气亏损而虚的缘故。

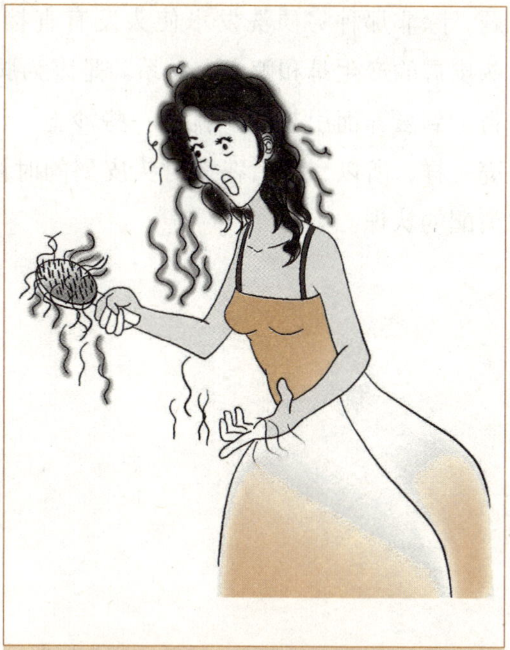

发质差是肾中精气不盛

虚证主要包括肾虚证、心虚证和血虚受风等。具体说来有以下三个方面：

其一，肾虚证引起的头发病变。患有肾虚的青壮年患者，由于肾气亏虚，精血不足，所以其头发往往较为稀疏且容易脱落，有的还会出现白发，同时，常常伴有头晕眼花、腰膝酸软、记忆力减退等症状。

其二，心虚证引起的头发病变。因为过于劳神伤血而引起心虚证的青少年患者，其头发往往会发白，并伴有心慌、失眠、记忆力减退等症状。

其三，血虚受风引起的头发病变。如果患者患有血虚且身体又受到风邪的侵袭，其头发会出现“斑秃”，即头发会忽然成片成片地脱落，使头部显露出圆形或椭圆形的光亮的头皮，症状比较严重的患者连眉毛、胡子、腋毛、阴毛等身体各处的毛发都会脱落，更有甚者头发会全部脱落，变成光头。

这里要破除人们的一个误解，很多人认为头皮屑是洗发水的问题，除非那种劣质洗发水使头发有直接的伤害之外，通常情况下，头皮屑的产生是和脾虚有关系。是因为脾虚而造成了头皮营养不足，得不到滋养而引起的，就像一些沙土，没有水的滋润，渐渐地会起壳一样，所以，以后在面对头皮屑的时候，最好从态度上先有一个清醒的认识。

第二节

肾虚自测，对症看看你“虚”了吗

养生保健，预防比治疗更重要。而早防治的前提是早知道。日常生活中，通过面色、五官、腰脊、二阴、二便等的变化，掌握这些来自身体自身的“预警信号”，就能将肾之大病化小，小病化了，最终远离肾病。

症状一：头发枯黄，早生白发

中医学认为，头发为血之余，肾之华，头发的生长与精血的盛衰有密切关系。若血气盛，则肾气强，肾气强则骨髓充满，故发润而黑；若血气虚，则肾气弱，肾气弱则骨髓枯竭，故发变白也。另外，肝为藏血之脏，主疏泄；脾为后天之本，脾胃为气血生化之源，主统血。头发的生长，需要血液的濡养，所以头发的生长与肾、肝、脾、胃等脏腑的关系密切，头发的生长、色泽、荣枯可以反映体内脏腑的功能状况。

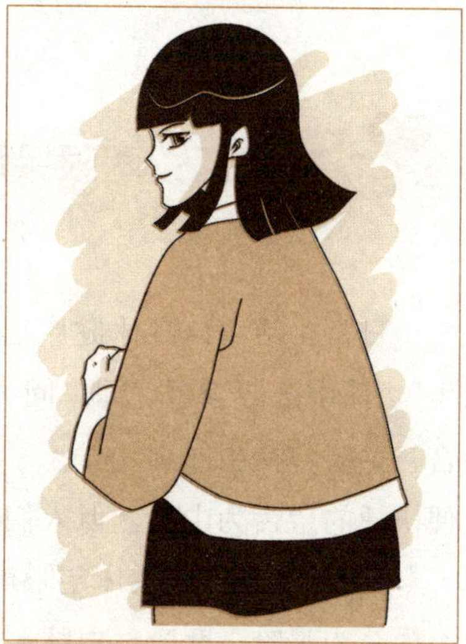

头发浓密、黑亮，那么，可以基本肯定身体健康，肾气充足。

打个比方：身体是土壤，头发

就好像是从地里长出来的庄稼，如果庄稼绿油油，大体可以得出土地肥沃的结论。与之相应，如果头发浓密、黑亮，那么，可以基本肯定身体健康，肾气充足。

头发黑而润泽，是人体肾气充盈的表现；如果头发颜色枯黄，形似柴草，多为肾气不足，精血亏损或久病失养系气竭液涸。如果青少年白发而兼见肾虚症状的，是肾气亏乏的病态；若伴有心虚症状的，为劳心耗伤阴血所致；短期内头发大量变白，烦躁易怒，面红口苦的为肝郁化热，头发失荣；如果幼儿出生时即有白发的，可见于白化病、斑白病及某些遗传性综合征；如果出生时或出生后不久，头发间断变白，黑白交替，称为环状发，系先天禀赋不足所致。

需要说明的是，中老年人头发斑白或全部白发，虽是肾亏血衰的表现，但仍属生理上的正常衰老现象，不属于病态；青少年头发白，或老年人头发黑，属于先天禀赋不同所致，也不作疾病论。由此可见，头发不仅能保护头皮，装饰头部，还能反映人的健康状况，通过观察头发的细微变化可以察知疾病。

症状二：两眼呆滞，动作迟缓

日常生活中，身体健康出了问题，人们喜欢说“看病”“看医生”。而中医四诊望、闻、问、切中“望”排在了首位。就其望诊而言，主要包括望面容、体态、肤色、舌象等多个内容，而往往以方便快捷的望舌为中心。但人们却常常忽视了对眼的望诊。

“五轮学说”是临床望眼辨证的一种指导学说。即将眼局部由外至内分为眼睑、两眦、白睛、黑睛和瞳仁五个部分，分属于脾、心、肺、肝、肾五脏，分别命名为肉轮（睑结膜 / 巩膜）、血轮（两眦）、气轮（巩膜 / 球结膜）、风轮（虹膜）、水轮（瞳孔）。这些变化，有效地指导着临床。

眼与五脏应五轮

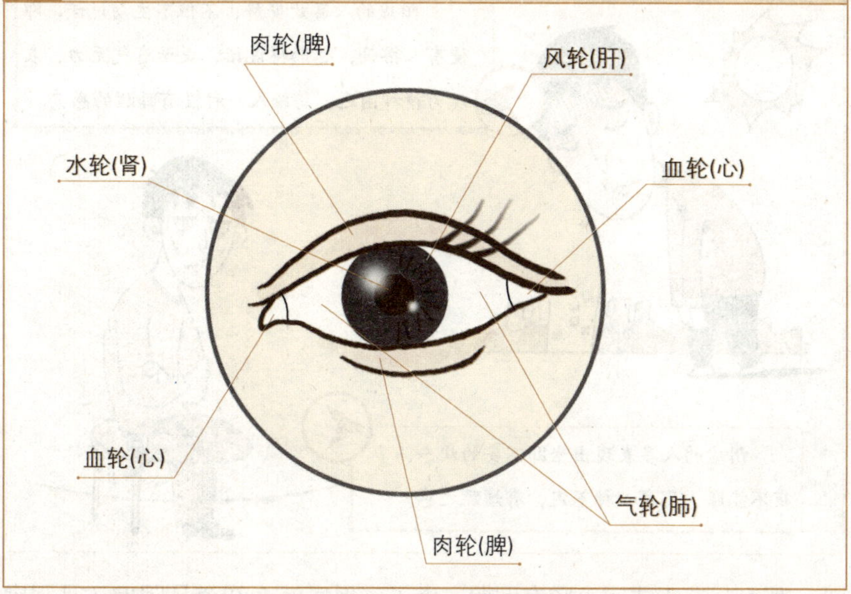

中医解剖名称	西医解剖名称	轮名	脏属	五行属
瞳仁（瞳子）	瞳孔	水轮	肾	水
黑睛（黄仁）	角膜、房水、虹膜	风轮	肝	木
白睛	球结膜、巩膜	气轮	肺	金
大眦、小眦	内外眦	血轮	心	火
上下泡睑	上下睑	肉轮	脾	土

正常情况下，人体健康肾气充足，那么，目光明亮，眼珠灵活，从思维来看，就是语言利落，动作协调；反之，则两眼呆滞，反应迟钝。具体到“五轮学说”来看，水轮应肾。水轮眼象：瞳孔变小是由于疲劳过度，精津俱伤，元阳不固，病在肝肾；瞳孔变大是由于肾精不足，阴火上冲；瞳孔颜色变蓝为肝病及肾、肝肾两虚之证；颜色变灰白是由于气血两虚、肾精暗耗所致。眼眶周围发黑，可见于肾虚、水饮，也可见妇女寒湿带下证。

辨别阴虚阳虚

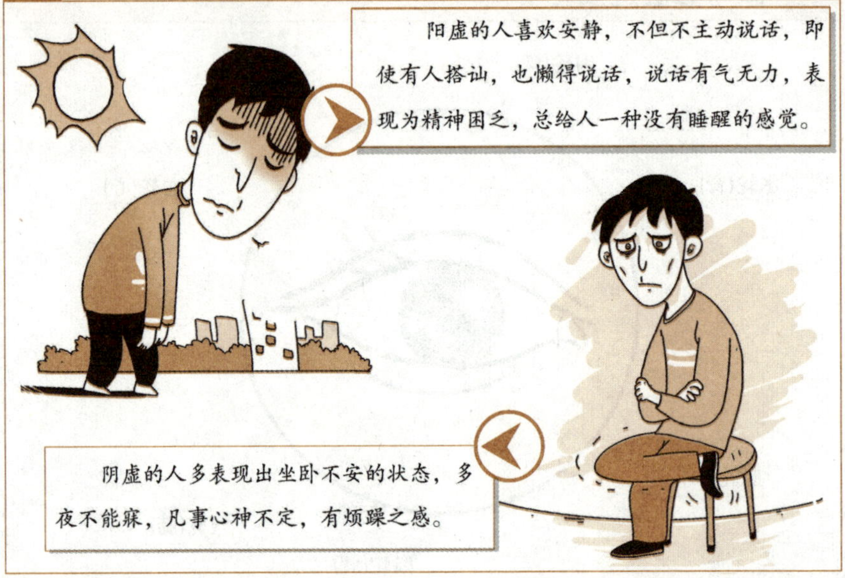

那么，有人或问，肾有问题，虚了，到底怎么知道是阴虚还是阳虚呢？看精神状态，即望其神。总的来说，阴虚的人多表现出坐卧不安的状态，多夜不能寐，凡事心神不定，有烦躁之感；而阳虚的人则相反，喜欢安静，不但不主动说话，即使有人搭讪，也懒得说话，说话有气无力，表现为精神困乏，总给人一种没有睡醒的感觉。

症状三：耳郭瘦小，耳轮干枯

通过对耳的观察，可以推测机体的健康状况，更能看出人体内脏的健康，对耳朵的观察主要从颜色、光泽、形态变化、定位诊断几个方面进行。自己对着镜子看看吧，耳朵能反映你得的是什么疾病！

就耳部整体而言，正常人的耳红润而有光泽，这是先天肾精充足的表现，如果耳轮干枯焦黑，多属肾精亏虚，精不上荣，为病重，可见于温病晚期耗伤肾阴及下消等患者。如果耳郭厚大，是肾气充足的表现。耳郭瘦小而薄，是先天亏损，肾气不足；耳郭肿大，是邪气充盛之象。耳轮干枯萎缩，多为肾精耗竭，属病危；耳轮皮肤甲错，可见于血瘀日久的患者。

耳朵透露“肾况”秘密

- 耳郭色泽微黄而红润，属正常现象，是肾阴充足的表现
- 耳垂肥厚下垂，一般是健康的征兆
- 纯黑则为肾气将绝，也见于肾病实证
- 耳轮干枯、焦黑，多为肾精亏极
- 耳郭青黑，则多是肾水不足
- 耳垂青色，为房事过多

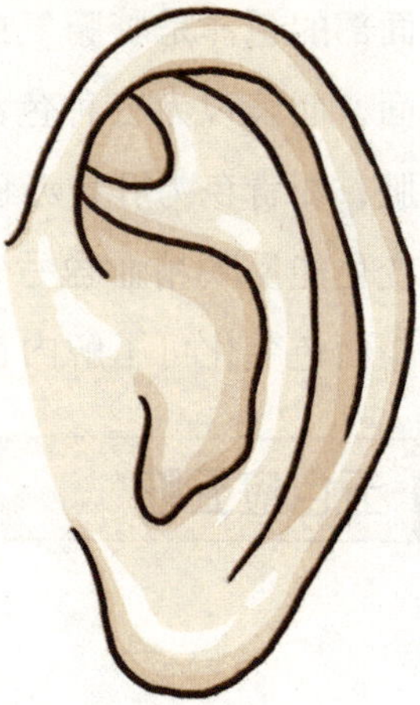

日常生活中，不少人会有耳鸣的感觉。曾有患者说，为了这次的会展，已经和同事忙了一个多月。虽然招商项目进展顺利，但是我的身体却出现问题，工作中经常出现头晕、耳鸣等现象，那种眼内有蚊子黑点乱飞、天旋地转、恶心呕吐的滋味，让人怎么也不能因为圆满的会展而高兴，有时甚至会突然晕倒。造成头晕耳鸣的原因多与肝肾相关。中医上讲“肾藏精生髓，髓聚而为脑”，所以肾虚可致使髓海不足，脑失所养，出现头晕、耳鸣。治疗时应补益肾气，精足则髓满，头晕耳鸣也就自然得以消除。

症状四：久病伤肾，面色青黑

以面部颜色和光泽变化为主要观察对象的望诊方法。颜色在中医学分为青、赤、黄、白、黑五色，其变化以面部表现最明显，因此望面色又称为面部的五色诊。

面部的色泽是脏腑气血的外部表现。五脏六腑气血通过经脉上荣于面，而表现为各种色泽变化。根据五行学说和脏象理论，五色配五脏，即青色为肝，赤色为心，黄色为脾，白色为肺，黑色为肾。五色变化能反映精血盈亏，通过光泽的变化能了解神气的盛衰。因此，望面色变化可了解内在病变。

五色应五脏

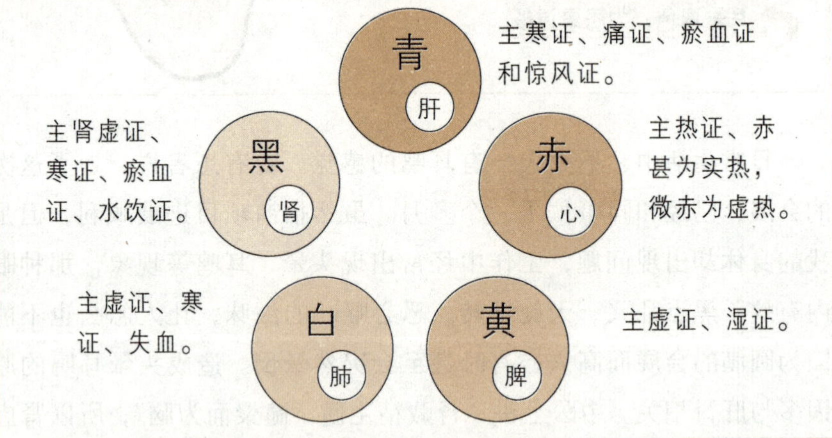

面部与脏腑相关部位。面部的各部位分属五脏六腑。面部和脏腑相应的位置是：庭为面首，阙上为咽喉，阙中（印堂）为肺，阙下（下极、山根）为心，下极之下（年寿）为肝，年寿左右两侧为胆，年寿之下（准头）为脾，准头两侧（方上）为胃，明堂（鼻端）

人体全息的缩影——面部

阙上：咽喉区

天庭直下，眉心区域之上的这一块范围，称之为“阙上”，是人体咽喉的反射区，这一区域如果出现病包，则反射咽喉区域器官组织的疾病。

天庭：头面区

天庭是人体头部和面部器官组织的反射区，这一区域如果出现病包，说明头部或面部出现了病变。

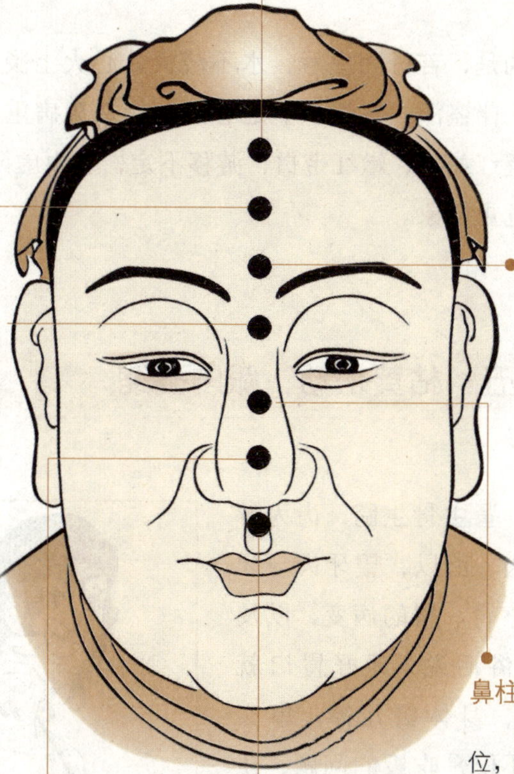

阙中：肺区

两眉之间的这一区域，称之为“阙中”，是肺的外部表现区。如果这一区域出现病包，则说明肺的病变。

山根：心区

从阙中直下，是鼻的根部，称为“山根”，是心的外部显像区。当此处出现病包时，反映出心的内部病变。

鼻柱：肝区

从下极直下的部位，称为“鼻柱”，对应内脏是肝，宜平而直，不宜起节、偏斜、歪曲。

明堂：脾区

年寺的下方，称为“面王”和“明堂”，处于整个面部的中央，它的五行属性为土，对应于内脏则是脾。

人中：膀胱、子处区

准头中线之下是“人中”，对应于膀胱和繁衍后代的生殖器区。子处，指男女内外生殖器。

以上为小肠，鼻端以下为膀胱、胞宫。哪里是肾呢？颧下属大肠，大肠外侧为肾。

如何看面色呢？一般而言，黑色为肾色，主肾虚、寒证、痛证、水饮、瘀血，以肾病为主。由于肾阳虚亏，水饮不化，阴寒内盛，血不温养，经脉拘急，气血不畅，所以面色黧黑。颧与颜黑为肾病，面黑而干焦，属肾精久耗、虚火伤阴，面黑而暗淡，为肾阳不振、阴寒内盛所致；凡黑而暗淡者，不论病之新久，总属阳气不振。

与之不同的是，若肾阴虚亏，水不济火，心火上炎，则两颧潮红，面色娇嫩，伴盗汗、心烦、手足心热等症。久病重病患者面色苍白，却时而泛红如妆，嫩红带白，游移不定，多由虚阳上越所致，是真寒假热的危重征象。

症状五：枯黄松动，龈肉萎缩

中医认为，肾主骨生髓，齿为骨之余，龈护于齿，所以，望牙齿与牙龈主要可以诊察肾、胃的病变，以及津液的盈亏。俗话说，牙好胃口就好，吃饭就香，身体倍儿棒。事实上，牙齿好，不仅是吃饭的问题，还跟肾有非常密切的关系。

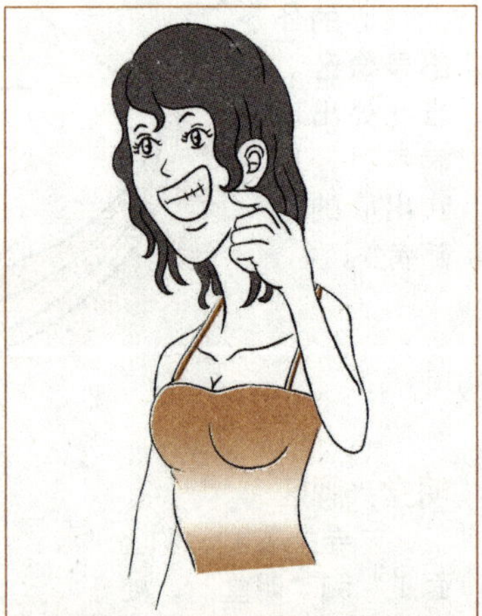

正常人牙齿洁白润泽而坚固，是肾气充足、津液未伤的表现。

正常人牙齿洁白润泽而坚固，是肾气充足、津液未伤的表现。如果一个人牙齿发育不好，通常肾也不好。若牙齿干燥，为胃阴已伤；牙齿光燥如石，为阳明热甚，津液大伤；牙齿燥如枯骨，多为肾阴枯竭、精不上荣所致，可见于温热病的晚期，属病重。牙齿枯黄脱落，见于久病者多为骨绝，属病重。齿焦有垢，为胃、肾热盛，但气液未竭；齿焦无垢，为胃、肾热甚，气液已竭；龈肉萎缩，牙根暴露，牙齿松动，称为牙宣，多属肾虚或胃阴不足，虚火燔灼，龈肉失养所致。

成年人牙齿稀疏、齿根外露或伴有牙龈淡白出血、齿黄枯落、龈肉萎缩等问题，多为肾气亏乏，同时要警惕有无肾方面的疾病。如小孩儿牙齿久落不长，也可能是肾气亏所致，可在医生的指导下应用六味地黄丸等。

症状六：前胸塌陷，背部凸起

近来，有部分患者反映，最近腰背部总是酸楚不适，在和同事打篮球或者和客户打高尔夫球时，稍加用力便会疼痛。其实，这些远不止是疲劳、扭伤那么简单。腰酸背痛根本在于肾虚，可分为内伤和劳损。内伤肾虚一般指先天不足、久病体虚或疲劳过度所致。轻者难以弯腰或直立，重者出现足跟疼痛、腰部乏力等症；劳损指体力负担过重，或长期从事同一固定姿势的工作（使用电脑、开车等），久之会损伤肾气，导致肾精不足。如果出现经常性的腰痛，那就该考虑是不是肾的问题了。

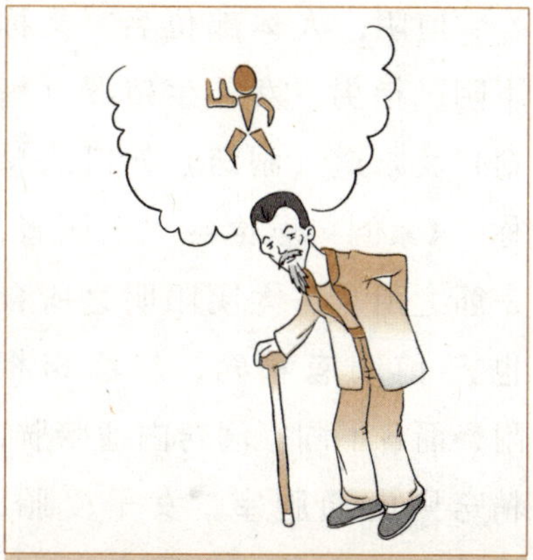

如果出现经常性的腰痛，那就该考虑是不是肾的问题了。

背为胸中之府，亦为心肺之所居，与肝胆相关；腰为肾之府，是身体运动的枢纽。故望腰背部的异常表现，可以诊察有关脏腑经络的病变。望腰背时应注意观察脊柱及腰背部有无形态异常及活动受限。如果脊柱后突，即脊骨过度后弯，致使前胸塌陷，背部凸起，就是俗称的驼背，多由肾气亏虚、发育异常，或脊椎疾患所致，亦可见于老年人。若久病病人后背弯曲，两肩下垂，称为“背曲肩随”，为脏腑精气虚衰之象。

如果脊柱侧弯，即脊柱偏离正中线向左或右歪曲，多见于坐姿不良、发育不良患儿，也可见于先天不足、肾精亏损的病人。

如果以上问题经过休息也解决不了，那就要考虑通过补肾的方式解决，如服用金匮肾气丸、大补阴丸。

症状七：阴囊松弛，下坠不收

前阴，人体部位名，又称下阴，指男、女外生殖器（精窍）及尿道（溺窍）外口的总称。《素问·厥论》：“前阴者，宗筋之所聚，太阴阳明之所合也。”前阴有精窍，与溺窍相附，而各不同。溺窍内通膀胱，精窍则内通胞室，女子受胎，男子藏精之所，为肾之所司。阴户通于胞宫并与冲任二脉密切相关，肝经绕阴器，尿液的贮存和排泄虽属于膀胱的功能，但须依赖肾的气化才能完成。因此，尿频、遗尿、尿失禁以及尿少或尿闭，均与肾的气化功能有关。

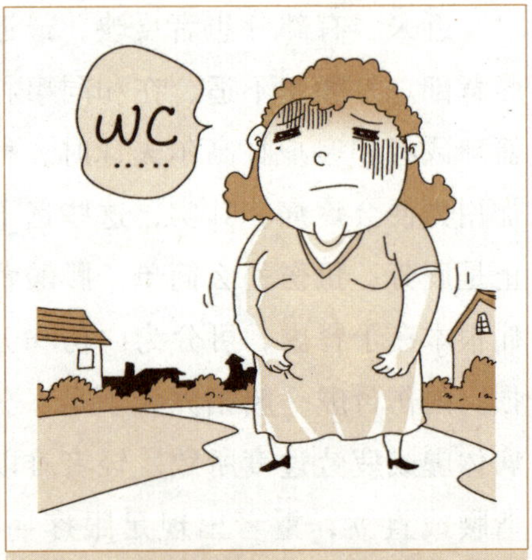

尿频、遗尿、尿失禁以及尿少或尿闭，均与肾的气化功能有关。

后阴，人体部位名，又称肛门，为排泄大便的器官。肾主封藏，粪便的排泄本是大肠的传导功能，但脏象学说常常把大肠的功能统归于脾的运化功能范畴。脾之运化有赖肾的温煦和滋润，所以大便的排泄与肾的功能有关。肾的阴阳失调可出现泄泻、便秘等大便异常。总之，饮食之受纳在于胃，便溺之排泄关乎肾。故张景岳说："肾为胃关，开窍于二阴，所以二便之开闭，皆肾脏之所主。"（《景岳全书·泄泻》）

如果阳痿不举，或者举而不坚，多是肾阳不足造成的；如果阳强亢奋，多是肾阴虚造成的；而有些女性子宫脱垂，阴户突出，则多是肾虚冷所致。作为家长，还需要不时关注小男孩的阴囊，如果阴囊松弛不收，或者下坠，且颜色淡白，说明肾气不足，如果孩子小，多半是先天不足所致。

症状八：小便酱黄，大便太硬

小便即人尿，也叫轮回酒、还元汤。合理取用人尿可以做药用，一般取健康人的小便，去头尾，用中间一段。一般以10岁以下儿童的小便为佳，名为"童便"。可用作补虚药、补阴药。正常的小便色淡黄，清净而不浑浊。冬天汗少尿多，其色较清；夏日汗多尿少，其色较黄。正常成人尿量每24小时为1000～2000毫升。了解这些之后，就能大体知晓异常情况下的病变了。

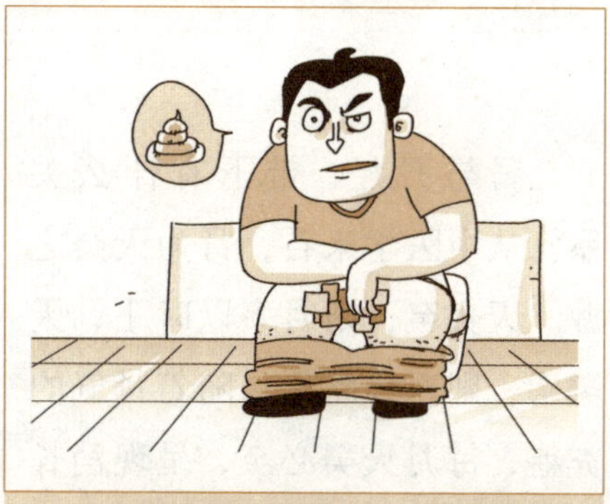
肾的阴阳失调可出现泄泻、便秘等大便异常。

从形状上看，小便澄清，属寒，肾阳微或气虚，如果小便带血，则热结膀胱，房劳伤肾；从颜色上看，小便黄、淡黄，热轻或肾经虚热，平人为无病；如果小便成酱色，肾病；伴有水肿为水气病；从尿量上看，尿多，夜尿过于频繁，为肾虚，多见于消渴病。

大便，指未被吸收的残渣部分，消化道则通过大肠，从肛门以大便形式排出体外。观察大便的形状，也能及时了解一些疾病信息。正常的大便应为圆柱形，较软，异常的形状包括：太硬、糊状甚至黏液或水状。间隔应是每天 1 次，或隔天 1 次，需因人而异。一般来说 2～3 天大便 1 次，或每天排 2～3 次大便，大便柔软成形，都属正常范围。

日常因为饮食习惯等问题，往往会有便秘现象。虽然大便秘结属于大肠的传导功能失常，但其根源是因肾虚所致，因为肾开窍于二阴，主二便，大便的传导须通过肾气的激发和滋养才能正常发挥作用。治疗便秘应从滋养肾虚入手，吃一些补肾助阳、益精血、润肠通便等作用的保健品或者中药，如火麻仁、何首乌。

症状九：冲任血虚，痛经闭经

肾与月经、带下有什么关系？从中医学来看，肾为天癸之源。天癸至，则月事以时下；天癸竭，则月经断绝。随着肾气的充盛，每月天癸必至，呈现消长盈亏的月节律，经调而子嗣；其后又随肾气的虚衰，天癸亦渐竭，经断无子。故肾为天癸之源。又肾为冲任之本。冲脉为血海，广聚脏腑之血，使子宫盈满；任脉为阴脉之海，使所司之

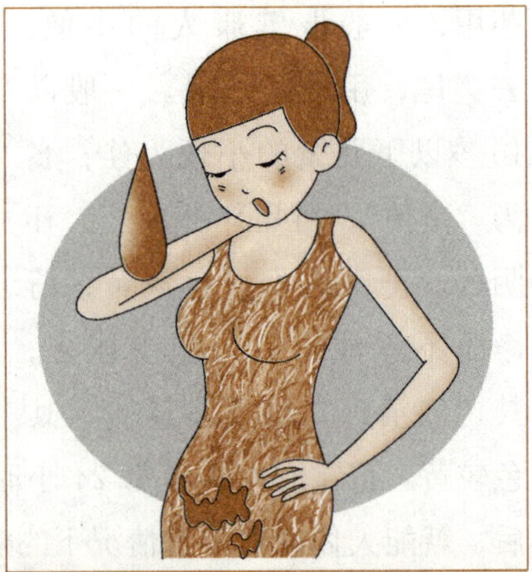

肾阳虚，可致闭经；肾阴虚，可致痛经。

精、血、津液充沛。任通冲盛，月事以时下，若任虚冲衰则经断无子，故冲任二脉直接关系月经的潮止。然而冲任的通盛以肾气盛为前提，所以，冲任之本在肾。

所以，对女性来说，判断自己是否肾虚，可以多留意自己的月经、带下。阴虚、阳虚表现各不相同，治疗方式也有所区别。

肾阳虚，气化失司，水液代谢失常，聚湿成痰，痰浊阻滞冲任、胞宫，可致闭经等；肾阳虚，血失温运而迟滞成瘀，血瘀阻碍生机加重肾虚，致肾虚血瘀，导致子宫内膜异位症、多囊卵巢综合征等更为复杂的疾病。此时宜温补肾阳，补益命门之火，所谓“益火之源，以消阴翳”。常用药如附子、肉桂、巴戟天、肉苁蓉、淫羊藿、仙茅、补骨脂、菟丝子、鹿角霜、益智仁、蛇床子等。代表方如右归饮、右归丸等。须注意其性味热者不可过用，因“妇人之生，有余于气，不足于血”。

肾阴虚精血不足，冲任血虚，血海不能按时由满而溢，可致月经后期、月经过少、闭经等；肾阴虚，冲任、胞宫胞脉失养，可致痛经等；若阴虚生内热，热伏冲任，迫血妄行，发为崩漏，月经间期出血等。此时宜滋肾益阴，常用地黄、枸杞子、女贞子、旱莲草、菟丝子等。方如左归丸、六味地黄丸等。

第三章

本草养肾，阴虚、阳虚各不同

肾虚，是中医肾脏功能方面的问题，简单说，就是肾的精、气、阴、阳不足。就好比是蒸米饭，没有水不行，没有米不行，水和米的比例不对也不行。养生如何添水加料才能获得健康呢？滋肾阴、补肾阳，药草、药酒帮。

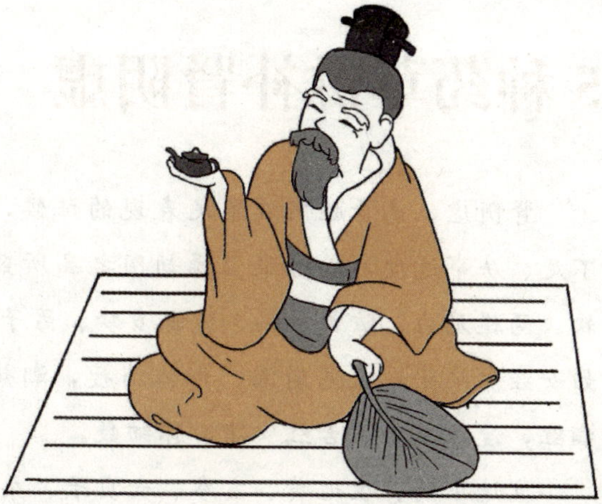

第一节

5 种药草滋补肾阴虚

肾阴虚，是肾脏阴液不足表现的证候，多由久病伤肾，或禀赋不足、房事过度，或过服温燥劫阴之品所致。临床多表现为腰膝酸软、两腿无力、眩晕耳鸣、失眠多梦、男子阳强易举或阳痿、遗精，妇女经少经闭，或见崩漏，形体消瘦，潮热盗汗，五心烦热，咽干颧红，溲黄便干，舌红少津，脉细数。

宜选中药：生地黄、玄参、女贞子、桑葚、黄精等。

生地黄，滋阴补肾的首选药品

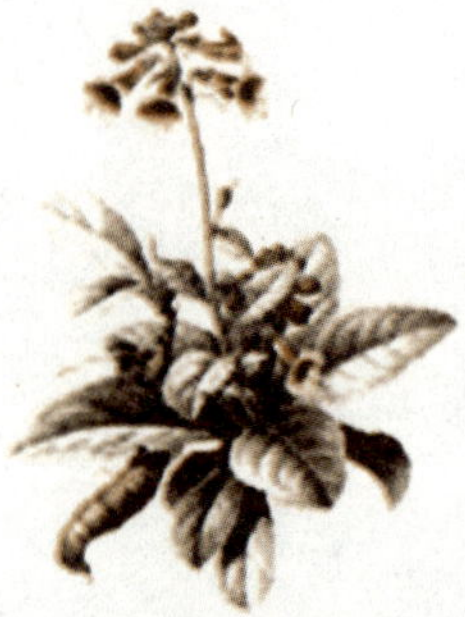

性味　味甘、苦，性寒

功效　凉血补血，滋阴清热

存放　干燥、阴凉处

挑选　入药以沉者为佳，半沉者次之，浮者不堪入药

生地黄，为玄参科植物地黄的块根。鲜地黄性寒，味甘、苦，入心、肝、肾经。将地黄缓缓烘焙至约八成干者，称为生地黄、干地黄，为补肾要药，益阴上品，故有凉血补血、滋阴清热的功效。血得补，则筋受荣，肾得之而骨强力壮。日常对身体调理时，配阿

胶可清热降火；配黄柏可养阴清热；配桂枝可滋阴养血；配牛膝可滋阴补肾；配乌梅可清热养阴。

《饮膳正要》载称："补精髓，壮筋骨，和血气，延年益寿。黄精膏（五两）、地黄膏（三两）、天门冬膏（一两）、牛骨头内取油（二两）上件，将黄精膏、地黄膏、天门冬膏与牛骨油一同不住手用银匙搅，令冷定和匀成膏。每日空心温酒调一匙头。"本品性寒而滞，脾虚湿滞、腹满便溏者不宜使用。

增液汤

生地黄、玄参、麦冬各15克。煎汤饮。本方三者共用，以滋养肾阴且生津润肠之用。可用于热伤津液、口渴咽干、便秘等证。

生地黄粥

生地黄50克，小米120克，冰糖适量，将洗净后的生地黄煎汁，然后与小米一起加水共煮，待水沸腾后加冰糖熬煮即可。每日2次，早晚各1次。适用于血热崩漏、阴液耗伤、高热心烦者。

地黄乌鸡汤

生地黄250克，乌鸡1只，麦芽糖180克，将生地黄洗净切条，与麦芽糖一起塞进洗好的乌鸡腹内，用棉线扎紧，然后用文火炖熟，菜成吃肉喝汤即可。本品有填精补髓、益肾滋阴之功效。适于肾虚型骨质疏松患者。需要特别说明的是，尽管中医有咸入肾之说，但此菜且不可加盐、醋等调味品。

玄参，滋阴降火的护肾“君药”

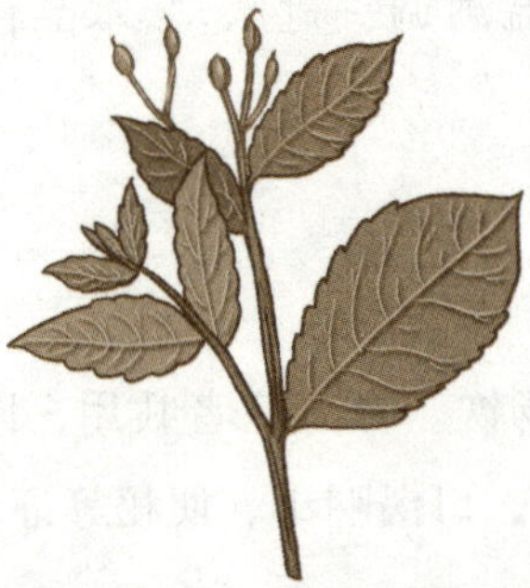

性味　性微寒，味甘、苦、咸

功效　滋养肾阴，泻火解毒

存放　干燥、阴凉处

挑选　用水浸泡，水呈墨黑色则为优质玄参

玄参，别名元参，多年生草本。茎具四棱，有沟纹。多长于溪边、山坡林下及草丛中。根类圆柱形，中部略粗，或上粗下细，有的微弯似羊角状，长6～20厘米，直径1～3厘米。表面灰黄色或棕褐色，有明显纵沟或横向皮孔，偶有短的细根或细根痕。质坚实，难折断，断面略平坦，乌黑色，微有光泽。其性微寒，味甘、苦、咸；归肺、胃、肾经。玄参为咸寒之品，质润多液，有滋阴降火、解毒、利咽之功效。配鲜生地黄、牡丹皮、赤芍等，则清热凉血；配大生地、麦冬等，则滋阴增液；配牛蒡子、板蓝根等，则解毒利咽。

玄参有滋养肾阴的功效，《药品化义》中记载称：凡治肾虚，大有分别，肾之经虚则寒而湿，宜温补之；肾之脏虚则热而燥，宜凉补之；独此凉润滋肾，功胜知、柏，特为肾脏君药。

需要说明的是，玄参与地黄性相近，故两药常配合同用。但玄参苦泄滑肠而通便，泻火解毒而利咽，临床应用范围较为广泛，一般不作长服的滋补之剂；地黄则功专补肾养阴，可作为久用的滋阴药品。玄参有如此功效，有一个前提，就是要选择好的玄参品，这里有一个简便的方式，即用水浸泡，水呈墨黑色则为优质玄参，从形态上看，则以条粗壮、质坚实、断面色黑者为佳。

玄参泡茶饮

玄参、麦门冬、桔梗各 8 克，甘草少许。将药材碾成细末，以纱布包着，用开水冲泡饮用，有解热病烦渴、便秘、咽喉肿痛之功效，也适用于长久抽烟的瘾君子，治疗其肺阴不足的咳嗽症状。

玄参二冬丸

玄参、天冬、麦冬各 30 克，捣成末后加蜂蜜适量炼成小药丸，含入口能滋阴降火，可防治阴虚火旺引起的口舌生疮。

玄参炖猪肝

玄参 10 克，猪肝 200 克，生姜少许。将玄参、猪肝洗净晾干，切成薄片，与生姜一起炖煮，加入冷水 300 毫升，加盖隔水炖约 3 小时即可。本品有滋阴除烦、滋养肝肾之功效。

女贞子，治疗阴虚内热的良药

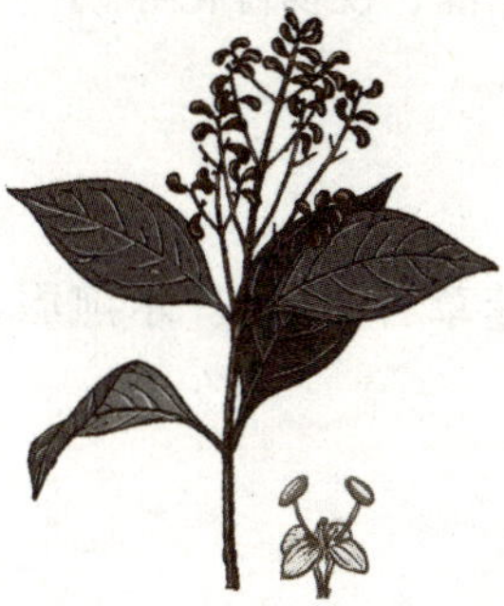

性味 味甘、微苦涩

功效 补益肝肾，清虚热，明目

存放 干燥、阴凉处

挑选 以粒大、饱满、色灰黑、质坚实者为佳女贞子，又称女贞实、冬青子，是木樨科女贞属植物女贞的果实。其外果皮薄，中果皮较松软，易剥离，内果皮木质，黄棕色，具纵棱。有意思的是，这种果实破开后种子通常为1粒，而且样子跟人体肾的形状差不多，呈紫黑色，油性。无臭，味甘、微苦涩。归肝、肾经，具有补益肝肾、清虚热、明目之功效，主治腰膝酸软、遗精、耳鸣、须发早白、头昏目眩等病症。

本品能补肝肾阴，但药力平和，须缓慢取效。现代医学研究发现，女贞子有强心、利尿、保肝、止咳、缓泻、抗菌、抗癌及扩张冠状血管、扩张外周血管等心血管系统的作用。小有酒量的男女，可以泡女贞子酒喝。选女贞子250克，低度白酒500毫升。将洗净的女贞子蒸后晒干，放入酒中浸泡3～4周，每次饮1小杯，日服1～2次。可以补益肝肾，还能抗衰祛斑，对老年祛斑也有一定帮助。

女贞决明子汤

女贞子15克，黑芝麻、桑葚子、草决明各10克。水煎，早晚空腹温服，日服1剂。本品有滋补肝肾、清养头目、润肠通便之功效。适用于肝肾阴虚所致头晕眼花、高脂血症、便秘及动脉硬化症者。

二子菊花饮

女贞子、枸杞子各15克，菊花8克，用水适量，煎水饮用即可。本品可补肝肾，适用于肝肾阴虚引起的眼目干涩、视物昏花等。

三子旱莲草

女贞子9克，桑葚子、枸杞子、旱莲草各12克。水煎服，每日1剂。本品有调治肾虚腰酸之功。

女贞子冰糖饮

女贞子250克，冰糖50克，米酒1000毫升。女贞子、冰糖打碎，加入米酒密封浸泡1个月以上，压榨滤去药渣，每次空腹饮30～60毫升，早晚各服1次。用于治疗阴虚内热、头晕耳鸣、视物昏花、腰膝酸软、须发早白等，也可用于滋补强壮，强精养颜。

桑葚，补肾固精的“民间圣果”

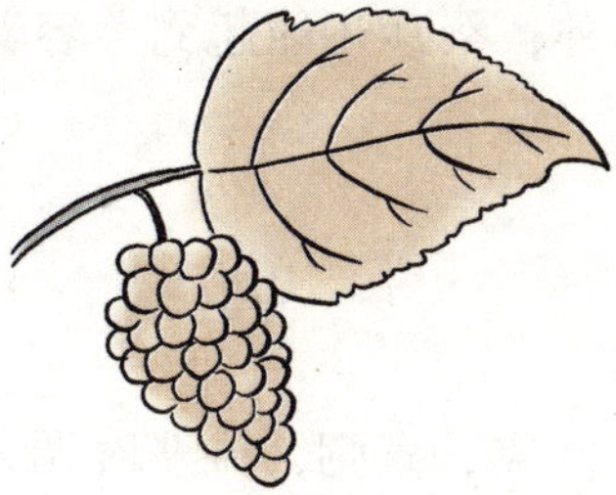

性味　味甘酸，性微寒

功效　滋补肝肾，养血祛风，生津润肠，安魂定神，聪耳明目

存放　干燥、阴凉处

挑选　以个头大、无损伤、无腐烂、色深红或黑紫、味甘甜或略带酸味者为佳

桑葚，又叫桑果、桑枣，为桑科落叶乔木桑树的成熟果实，成熟的鲜果食用味甜汁多，是人们常食的水果之一。桑葚既可入食，又可入药，中医认为桑葚味甘酸，性微寒，入心、肝、肾经，为滋补强壮、养心益智佳果，具有补血滋阴、生津止渴、润肠燥等功效，主治阴血不足而致的头晕目眩、耳鸣心悸、烦躁失眠、腰膝酸软、须发早白、消渴口干、大便干结等。因此，桑葚长期以来都是历代皇帝御用的补品。

桑葚以个大、肉厚、色紫红、糖分足者为佳，特殊的生长环境使桑果具有天然生长、无任何污染的特点，所以桑葚又被称为“民间圣果”。现代研究证实，桑葚果实中含有丰富的活性蛋白、维生素、氨基酸、胡萝卜素、矿物质等成分，营养是苹果的5～6倍，是葡萄的4倍。现代药理研究也表明，桑葚入胃能补充胃液的缺乏，促进胃液的消化，入肠能刺激胃黏膜，促进肠液分泌，增进胃肠蠕动，因而有补益强壮之功，被医学界誉为“21世纪的最佳保健果品”。

一般成人均可食用桑葚。女性、中老年人及过度用眼者日常可适当多加食用。每年4～6月果实成熟时采收，洗净，去杂质，晒干或略蒸后晒干食用。每日20～30颗（30～50克）。从中医角度说，性功能失调、属寒热混杂体质的人，最好不要随便补肾壮阳，否则会越补越“虚”。夏天可饮用桑葚汁，不仅可补充体力，还可提高性生活质量，是很多治疗死精症的方剂的重要组成药物。所以男人常吃桑葚可补肝益肾，改善“生殖亚健康”。现代医学还发现常吃桑葚能起到提高人体免疫力，促进造血细胞生长、抗诱变、抗衰老、降血糖、降血脂、护肝等保健作用。此外，桑葚还能起到美容养颜的功效。

桑葚糯米粥

桑葚30克（鲜者60克），糯米60克，煮粥，待熟时调入冰糖少许服食，每日1剂。滋养肝肾，养血明目，适用于肝肾亏虚引起的头晕目眩、视力下降、耳鸣、腰膝酸软、须发早白及肠燥便秘等。

桑葚蜂蜜饮

桑葚、蜂蜜各适量，将桑葚水煎取汁，文火熬膏，加入蜂蜜拌匀饮服，每次10～15克，每日2～3次。滋阴补血，适用于阴血亏虚所致的须发早白、头目晕眩、女子月经不调、闭经等。

桑葚地黄鸡

桑葚子、熟地黄各30克，紫草10克，红花、牡丹皮各5克，乌骨鸡1只（约1000克）。将上料洗净，放入乌骨鸡腹腔里，清水煮至鸡肉熟烂。治阴虚血热之白发、脱发等。

黄精，补肾益寿的滋补良药

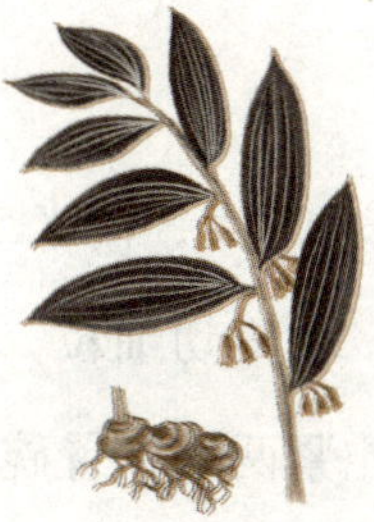

性味 味甘，性平

功效 补气养阴，健脾润肺，益肾

存放 干燥、阴凉处

挑选 以个大、质柔润、气香、味纯甜而不刺喉者为准

黄精，又名老虎姜、鸡头参。黄精以根茎入药，其味甘，性平，归肺、脾、肾经，具有补气养阴、健脾、润肺、益肾功能，用于治疗肾虚精亏引起的头晕、腰膝酸软、须发早白及消渴等，还可用于治疗脾胃虚弱、体倦乏力、口干食少、肺虚燥咳、精血不足、内热消渴等证。对于糖尿病有很好疗效。

现代药理研究显示，黄精具有降血压、降血糖、降血脂，防止动脉粥样硬化，延缓衰老和抗菌等作用。需要注意的是，中寒泄泻、痰湿痞满气滞者忌服。

黄精枸杞丸

黄精、枸杞子（冬采者佳）各等份，共研为细末，二味相和，捣成块，捏作饼子，干复捣为末，炼蜜为丸，如梧桐子大。每服 50 丸，空腹温水送下。本品可补精气。

黄精粥

黄精30克，粳米100克。黄精煎水取汁，入粳米煮至粥熟。加冰糖适量吃。本方重用黄精以滋养脾肺，用于阴虚肺燥，咳嗽咽干，脾胃虚弱。

党参黄精猪肚

党参、黄精各30克，山药60克，橘皮15克，糯米150克，猪胃1具。猪胃洗净，党参、黄精煎水取汁，橘皮切细粒，加盐、姜、花椒少许，一并与糯米拌匀，纳入猪胃，扎紧两端，置碗中蒸熟食。本方用于治疗脾胃虚弱所致的肾虚、消瘦乏力等。

第二节

5 种药草温补肾阳虚

肾阳虚，是肾虚损表现的证候，多由素体阳虚，以及房劳过度或年老久病伤肾等因素引起的。临床表现为腰膝酸痛，畏寒肢冷，尤以下肢为甚，头目眩晕，精神委靡，面色白；或黧黑，舌淡胖苔白，脉沉弱；或阳痿，早泄，妇女宫寒不孕，或大便久泄不止，完谷不化，五更泄泻；或水肿，腰以下为甚，按之凹陷不起，甚则腹部胀痛，心悸咳喘。

宜选中药：肉桂、巴戟天、仙茅、杜仲、锁阳等。

肉桂，温煦脾肾，调治虚寒证

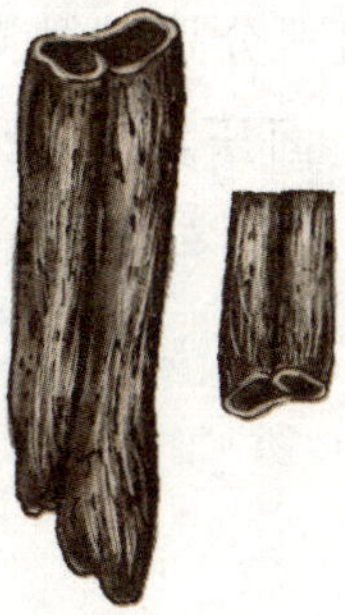

性味　味甘辛，性热

功效　补火助阳，引火归原，散寒止痛，活血通经

存放　干燥，阴凉处

挑选　味道浓者为佳

肉桂，与桂枝同生于桂树，肉桂为桂树皮，桂枝为桂树嫩枝。二者皆有温营血、助气化、散寒凝的作用。但二者功效略有区别。桂枝长于发表散寒，振奋气血，主上行而助阳化气，温通经脉。而

肉桂性大热，味辛、甘，归肾、脾、心、肝经，长于温里止痛，入下焦而补肾阳，有补火助阳、引火归原、散寒止痛、活血通经之功效。主治阳痿、宫冷、心腹冷痛、虚寒吐泻、经闭、痛经等。

日常生活中，喜欢浪漫的青年男女或者是阳痿初期患者，都可以利用肉桂做“催情剂”。将肉桂精油3滴滴于香熏炉中，点燃香熏炉，让徐徐散发的香熏分子充满空气中，制造一个浪漫温馨、充满异国情调的气氛。对于阳痿患者，可用肉桂精油3滴加上5毫升甜杏仁油，按摩身体。

羊肉肉桂汤

将6克桂皮放在500克左右的羊肉中，炖熟之后，无论吃肉还是喝汤，都可以起到温中健胃、暖腰膝、治腹冷、气胀的作用。

肉桂苹果派

高粉200克，黄油20克，盐小半勺，糖20克，鸡蛋1个，发酵粉1勺，苹果3个，肉桂粉适量。将除苹果和肉桂粉以外的材料和成面团，发酵，苹果削皮切小块，和肉桂粉拌匀，小火煮8～10分钟，然后勾芡。发酵好的面团擀成长条，然后分成大小相等的小长条（中间饧10分钟），两个一组，分别稍微擀开，下面的刷上蛋液，铺满苹果酱，另一片盖在上面压实。2次发酵后刷上蛋液，放入烤箱200℃ 20分钟即可。本品有散寒止痛、补火助阳、活血通经之功效。

巴戟天，鼓舞阳气的壮阳专家

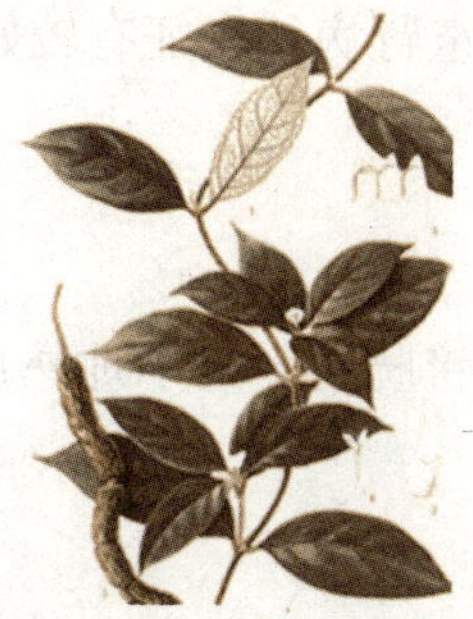

性味 味辛、甘，性微温

功效 补肾助阳，祛风除湿，强筋健骨

存放 干燥、阴凉处

挑选 生长年限不足者常条细、肉薄，亦不为上品

巴戟天，本品为双子叶植物茜草科的干燥根。根呈扁圆柱形，略弯曲。味辛、甘，性微温，归肾、肝经，具有补肾助阳、祛风除湿、强筋健骨之功效，主治阳痿遗精、宫冷不孕、月经不调、小腹冷痛、风湿痹痛、筋骨萎软等。《药性论》中载其有："治男子梦交泄精，强阴，除头面中风，主下气，大风血癞。"

本品适宜身体虚弱、精力差、免疫力低下、易生病者。凡火旺泄精、阴虚水乏、小便不利、口舌干燥者皆禁用。因药性相反，巴戟天不能与雷丸、丹参相用。此外，本品究属温阳之品，如有口渴口喑、小便黄赤等热性症状，不宜服用。

巴戟天饮

巴戟天、熟地黄各 10 克，人参 4 克（或党参 10 克），菟丝子、补骨脂各 6 克，小茴香 2 克。水煎服，每日 1 剂。本品可收补肾壮腰之效，适合老人衰弱、足膝萎软、步履困难者食用。

巴戟参子汤

巴戟天、党参、覆盆子、菟丝子、神曲各 9 克，山药 18 克。水煎服，每日 1 剂。本品适合男子阳痿、早泄，女子宫寒、不孕者，常服有效。

巴戟茱萸饮

巴戟天、山茱萸各 30 克。水煎服，每日 1 剂。本品可调理肾病综合征。对具有典型库欣综合征症状的儿童肾病综合征有较好疗效。

巴戟核桃汤

巴戟天 30 克，核桃仁 20 克，装入猪膀胱内，隔水炖熟后食服。可调治遗尿、小便不禁等。

仙茅，温肾阳、壮筋骨之专药

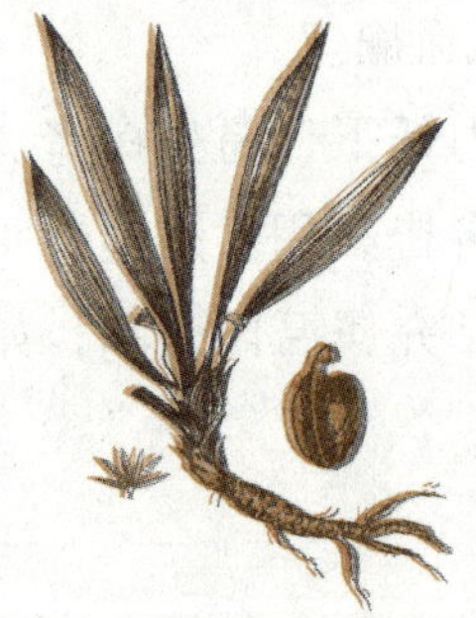

性味　性温，味辛，有毒

功效　补肾助阳，益精血，强筋骨，行血消肿

存放　干燥、阴凉处

挑选　以身干、条粗匀、质坚、表面色黑者为佳

仙茅，其叶似茅，根状茎久服益精补髓，增添精神，故有仙茅之称。仙茅性温，味辛，有毒，入肾、肝经，具有补肾助阳、益精血、强筋骨和行血消肿的作用。主治阳痿精冷，小便失禁，崩漏，心腹冷痛，腰脚冷痹，痈疽，瘰疬，阳虚冷泻。

日常生活中用，可以自己采集，2～4 月发芽前或 7～9 月苗枯萎时挖取根茎，洗净，除去须根和根头，晒干，或蒸后晒干。如果家中自制，贮藏需置干燥处，防霉、防蛀。

仙茅炖肉

仙茅、金樱子各 15 克，羊肉 250 克。二药用纱布包扎，羊肉切块，一同煨炖熟，以姜、盐调味。去纱布，饮汤食肉。本方以仙茅补肾壮阳，金樱子固精缩尿，羊肉温补肾阳。可用于肾虚阳痿、耳鸣头昏及遗精尿频。

仙茅桂枝汁

仙茅 15 克，薏苡仁 30 克，桂枝 9 克，细辛 3 克，木瓜 9 克，茭瓜苑 60 克。水煎浓汁，冲鸡蛋 2 个服用。主治肾虚腰痛。

仙茅五加皮酒

仙茅、淫羊藿、五加皮各 30 克。用白酒约 500 毫升浸渍。每次饮 10～30 毫升，每日早晚各 1 次。本方以三药共奏补肝肾、强筋骨、祛风湿之功。用于久患风湿、肝肾不足、腰膝酸软、筋脉拘挛、肾虚阳痿或宫寒不孕。

杜仲，善治肾虚、腰腿疼痛的良药

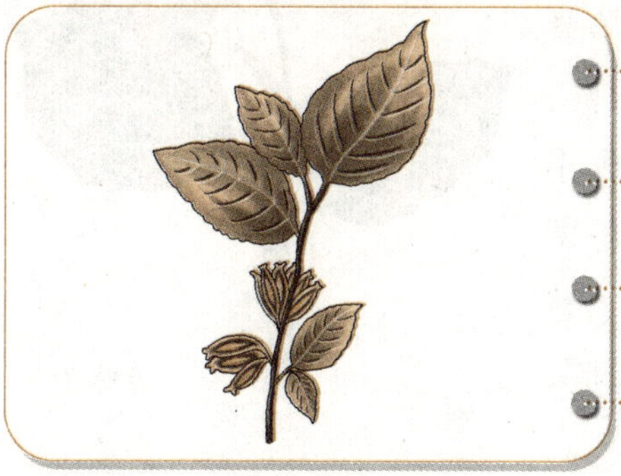

性味：味甘、微辛，性温

功效：补肝肾，强筋骨，降血压，安胎

存放：干燥、阴凉处

挑选：以皮厚、块大、折断丝多且扯之长、内表面暗紫者为佳杜仲，为杜仲科植物杜仲的干燥树皮，是中国名贵滋补药材。味甘、微辛，性温，入肝、肾经，具补肝肾、强筋骨、降血压、安胎等诸多功效。主治肾虚腰痛、胎动胎漏、高血压等。《药性论》载："治肾冷臀腰痛，腰病人虚而身强直，风也。腰不利加而用之。"《玉楸药解》则称其："益肝肾，养筋骨，去关节湿淫。治腰膝酸痛，腿足拘挛。"

本品具有补肝肾、强筋骨、降血压、安胎气之功效。适用于肝肾亏虚证见眩晕、腰膝酸痛、筋骨萎弱等患者，多见于高血压病、眩晕症、脑血管意外后遗症、慢性肾疾病、脊髓灰质炎等。此外，肾气不固证见尿频或尿有余沥、阴下湿痒、阳痿、孕妇体弱、胎动不安或腰坠痛等，多见于慢性前列腺疾病、性功能障碍、不育症、先兆流产或习惯性流产等。中老年人肾气不足、腰膝疼痛、腿脚软弱无力、小便余沥者也可食用。尽管杜仲性味平和、补益肝肾，诸无所忌，但阴虚火旺者慎服。

杜仲煨猪腰

杜仲 10 克，猪腰 1 个。猪腰剖开，去筋膜，洗净，用花椒、盐淹过；杜仲研末，纳入猪腰，用荷叶包裹，煨熟食。食肉服汤，每日 1 剂。本方主要以杜仲补肝肾、强腰止痛。用于肾虚腰痛，或肝肾不足，耳鸣眩晕，腰膝酸软。可调治急性肾炎。

杜仲爆羊肾

杜仲 15 克，五味子 6 克，羊肾 2 个。杜仲、五味子加水煎取浓汁；羊肾剖开，去筋膜，洗净，切成小块腰花放碗中，加入前汁、芡粉调匀，用油爆炒至嫩熟，以盐、姜、葱等调味食。本方以杜仲补肾强腰，

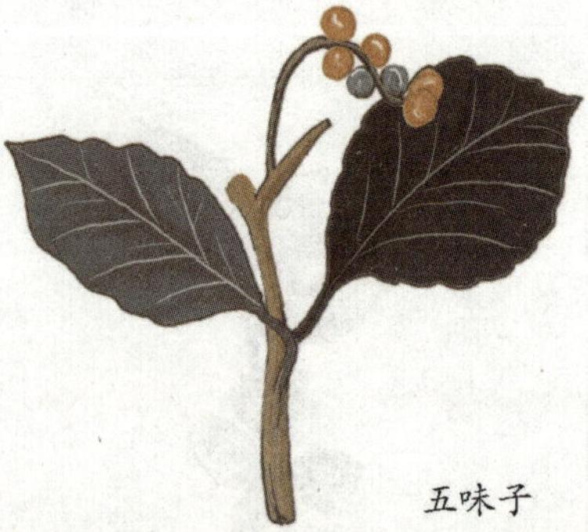

五味子

五味子补肾固精。用于肾虚腰痛，遗精尿频。

杜仲海茅草

杜仲、海金沙、仙茅、双肾草各 15 克，水煎服，每日 1 剂。可调治慢性肾炎。

锁阳，阴阳双补的“不老药”

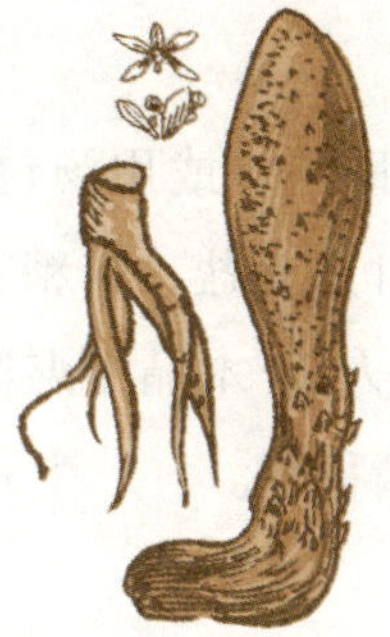

性味　味甘，性温，无毒

功效　补肾润肠，治阳痿，尿血

存放　干燥、阴凉处

挑选　以外形饱满、肉质厚者为佳

锁阳，又名不老药，一种寄生植物，别名地毛球、锈铁棒、锁严子，是一种寄生植物，寄生于白刺的根部。其生于西部戈壁和沙漠，零下 20℃生长最宜，生长之处不积雪，地不冻。《本草纲目》中载其味甘，性温，无毒，归脾、肾、大肠经。有补肾润肠、治阳痿、尿血之功效，被认为是大补阴气、益精血、利大便、治痿弱之佳品。

一般认为锁阳可壮阳，现代医学研究发现，未经炮制的锁阳可使睾丸功能显著降低。但经盐炮制后，对正常和阳虚小鼠的睾丸、附睾和包皮腺的功能有明显促进作用。在锁阳水提物中，成熟大鼠附睾精子数量明显增加，存活率上升，精子的活动率上升，也被认为是治疗男性不育的常用药。

锁阳粥

锁阳 30 克，大米适量。大米与锁阳共煮，粥成后拣出锁阳。本品有壮阳固精、养血强筋之功效。适用于遗精、大便燥结等。

锁阳胡桃粥

锁阳、胡桃仁各 15 克，粳米 100 克。锁阳煎水取汁，胡桃仁捣烂，与粳米一同煮粥食。本方锁阳、胡桃仁能补肾阳、润肠通便。可用于肾虚阳痿、腰膝酸软，或肠燥便秘等。

强身汤

锁阳、枸杞子各 10 克，甘草 5 克。水煎取汁（或用汤包、料袋直接投入锅内，加羊肉、鸡肉等共煮，待熟时加食盐、味精、葱花、姜末调味煮沸即可食用。每日 1 剂，供 2～3 人）。本品可温阳益精，适用于下元不足引起的遗精，阳痿及精少、精稀等。

第三节

5 种药酒喝出肾不虚

“佳肴配美酒，不枉世上走。”尽管如此，饮酒宜有节。就补肾养肾而言，药酒更有讲究。冬虫夏草酒专补命门；何首乌是降落人间的补肾仙草；枸杞子则是补肾生精的天赐良药；五味子是补虚劳的“五味之果”；鹿茸则是温肾壮阳的东北三宝之一。中药本无贵贱，适合你的就是最好的。

冬虫夏草，固精益气，专补命门

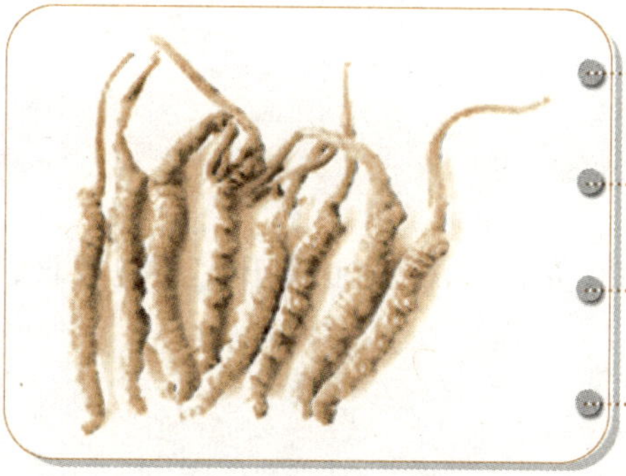

性味　味甘，性温

功效　补虚损，益精气，滋肺阴，补肾阳，止血化痰

存放　干燥、阴凉处

挑选　折断后肉体为白色，嗅之有自然的冬菇香气和微腥的味道为佳

冬虫夏草，是一种传统的名贵滋补中药材，与天然人参、鹿茸并列为三大滋补品。它药性温和，一年四季均可食用，老、少、病、弱、虚者皆宜，比其他种类的滋补品有更广泛的药用价值。

根据祖国医典记载，虫草味甘、性温，入肺、肾经，具有益精气、止咳化痰的功效。主治咯血、阳痿遗精、腰膝酸痛、自汗盗汗、痰饮喘嗽、病后久虚不复等症。《本草从新》认为它“保肺气，实腠理，补肾益精。主治肺虚咳喘，痨嗽，痰血，自汗，盗汗，肾亏阳痿，遗精，腰膝酸痛”。清代《药性考》则认为它“秘精益气，专补命门”。

冬虫夏草的具体做法，据《云南中草药》记载，若虚喘则“以虫草五钱至一两，炖肉或炖鸡服之”。

用料：冬虫夏草 10 克，鸡半只或 1 只，火腿 25 克，姜、绍酒各少许，瘦肉 500 克。制法：将洗净的鸡切成大块，把瘦肉也切成较大的块，同时放入清水、绍酒用文火煲 2 小时。将煲熟的鸡肉和汤倒入炖盅内，放入用水浸泡后的冬虫夏草，盖上盅盖，隔水炖 2 小时即可。此方具有补肾壮阳、强身健体的功效。

虫草酒

冬虫夏草 20 克置容器中，加入白酒 500 毫升，密封、浸泡 3 天后即可饮用，日服 1～2 次，每次服用 10 毫升，具有补肾壮阳、养肺填精的功效，适用于病后体虚、神疲乏力、阳痿、腰酸、咳嗽等症。

虫草莲子酒

天山雪莲 60 克，冬虫夏草 20 克，白酒 3000 毫升，浸泡数日，小饮即可调治肾虚阳痿。

何首乌，降落人间的补肾仙草

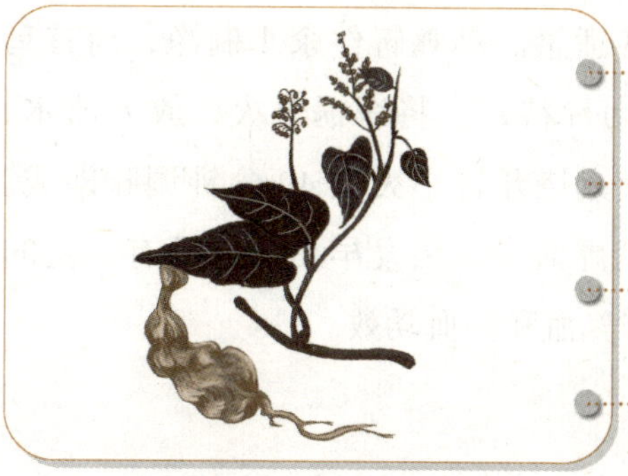

性味 味甘、苦，性温

功效 补肝肾，益精血，乌须发、生发，强筋骨

存放 干燥、阴凉处

挑选 以里红外黑、味微苦、没发霉者为佳

何首乌，其根味苦涩、性温，无毒，何首乌可治五痔腰膝之病，冷气心痛，积年劳瘦、痰癖等症，常吃何首乌可长筋力、益精髓、壮气驻颜、黑发延年。关于吃了人形模样何首乌的根就可以成仙的传说数不胜数，最出名的莫过于八仙之一的张果老误食飞升的传说。但是何首乌具有补肝肾、益精血、乌须发、生发、强筋骨之功效确是事实。它主治精血亏虚、头晕眼花、须发早白、腰酸腿软、遗精、崩带等症。《本草备要》记载："补肝肾，涩精，养血祛风，为滋补良药。"《开宝本草》云："益气血，黑髭鬓，悦颜色，久服长筋骨，益精髓，延年不老。"

何首乌补肝肾、益精血、乌须发、强筋骨功效相关的药理作用有促进造血功能、提高机体免疫功能、降血脂、抗动脉粥样硬化、保肝、延缓衰老、调节内分泌功能、润肠通便等，但许多人并不知道何首乌还是一味补锌良方。因此，对于缺锌的孩子来说，每天吃一些何首乌，在补锌的同时，还可以健脑；对于老人来说，补锌的同时可延年益寿；对于大量用脑的人来说，在头昏脑涨的时候服用何首乌，一会儿便头脑清醒。

日常生活中，可食用何首乌粥，制何首乌 30 克，粳米 100 克，红枣5枚，红糖适量。将制何首乌放在沙锅内，加水适量，煎取浓汁去渣；药液中放入粳米、红枣，煮至粥将成时，放入少许红糖调味即成，具有补气益精、养血安神的功效。爱吃鸡肉的人，用来炖鸡吃也是不错的选择。

取何首乌8克，乌鸡350克（可加少许瘦肉，约50克），清水1000毫升，姜、盐、鸡精、糖各适量。乌鸡斩件汆水制净，何首乌洗净备用，瘦肉切粒汆水，姜切片待用。将净锅上火，放入清水、姜片、何首乌、乌鸡、瘦肉，大火烧开转小火炖40分钟调味即成。何首乌可补肝肾、益精血，对阴虚血少、头发早白、遗精有一定的食疗作用。乌鸡营养丰富，具有养血和补血功效。

首乌地黄酒

何首乌150克（炮制过的何首乌），生地黄150克，白酒5000毫升。先将首乌洗净，切块，晾干。与生地黄一起放入坛中，加入白酒。封口。每3日摇1次。20日后启封，可以饮用。每日2次，每次20毫升。可以治疗肝肾不足引起的头晕、乏力、腰痛、病后体虚。还可以起到乌发、美容的功效，但请在医生指导下服用。

枸杞子，补肾生精的天赐良药

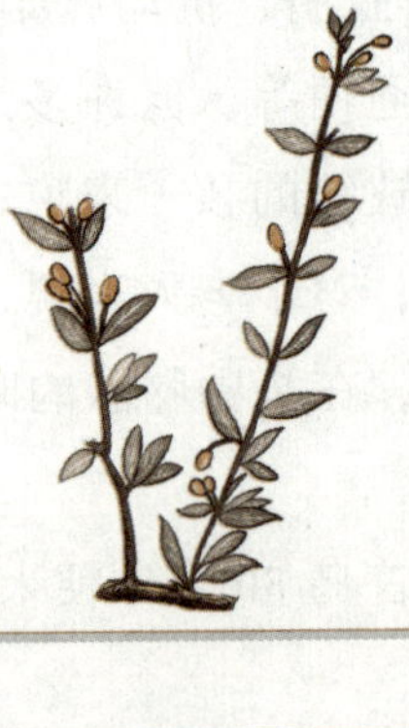

性味　味甘，性平、微寒

功效　补肾生精，养肝，明目安神，延年益寿

存放　干燥、阴凉处

挑选　以表面鲜红或暗红色、略显光泽，肉厚、味甜、微酸者为佳

枸杞子，味甘，性平、微寒，无毒，是一味常用的益肾补肝中药。《本草纲目》记载：“枸杞，补肾生精，养肝，明目，坚精骨，去疲劳，易颜色，变白，明目安神，令人长寿。”中医常常用它来治疗肝肾阴亏、腰膝酸软、头晕、健忘、目眩、头昏多泪、消渴、遗精等病症。

现代医学研究证实枸杞子含有甜菜碱、多糖、粗脂肪、粗蛋白、胡萝卜素、维生素A、维生素C、维生素B_1、维生素B_2及钙、磷、铁、锌、锰、亚油酸等营养成分，对造血功能有促进作用，还具有抗衰老、抗突变、抗肿瘤、抗脂肪肝及降血糖等作用。

此外，枸杞子还是一味不可多得的性药。那句“君行千里，莫食枸杞”的名言，就是讲长期服用枸杞子可以增强人们的性欲，对长期处于分离状态下的夫妻来说不适宜食用。大诗人陆游到老年，因两目昏花，视物模糊，常吃枸杞子治疗，所以才有了“雪霁茅堂钟磬清，晨斋枸杞一杯羹”的经典诗句。

日常生活中，枸杞子可入食。取羊肉1000克，整块放入开水锅内煮透，捞出用冷水洗净，切成3厘米长的方块，锅热后放羊肉，用姜片煸炒，烹入料酒炝锅，炒透后一齐倒入沙锅内，放入枸杞子20克以及葱、盐等作料，锅开后加盖，用小火炖，至羊肉熟烂为好。此膳有益精补肾、壮阳强身之功，适用于阳痿早泄、月经不调、性欲减退等证。

枸杞酒

枸杞子300克，酒500毫升，浸泡1周即可服用，每天3次，每次10毫升，可以补肾、养颜美容。

人参枸杞酒

人参20克，枸杞子300克，冰糖400克，白酒5000毫升。将人参烘烤切片，枸杞子去杂质，用纱布袋装上扎口备用，冰糖放入锅中，用适量水加热溶化至沸腾，炼至色黄时，趁热用纱布过滤去渣备用，白酒装入坛内，将装有人参枸杞子的布袋放入酒中，加盖密封浸泡10～15日，每日摇1次，泡至药味尽溢出，取出药袋，用细布滤除沉淀物，加入冰糖搅拌均匀，再静置过滤，澄清即成此酒。有强壮抗老、补阴血、乌须发、壮腰膝、强视力、通经作用，适用于病后体虚及贫血、营养不良、神经衰弱等。

五味子，补虚劳的“五味之果”

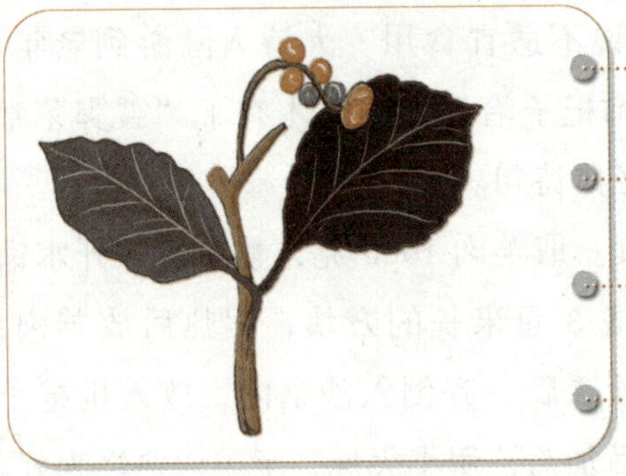

性味 味酸、甘，性温

功效 益气强肝，养阴固精

存放 干燥、阴凉处

挑选 干品颗粒大、色紫而不黑、有香味者为佳

五味子，俗称山花椒、五梅子等，其性温，味酸、甘，归肺、心、肾经。顾名思义，五味子是一种具有辛、甘、酸、苦、咸五种药性的果实，在一般只带有一两种药味的中药材当中，实属独特。《新修本草》载“五味皮肉甘酸，核中辛苦，都有咸味”，故有五味子之名。五味子药用价值极高，最早列于神农本草经上品。五味俱全、五行相生的果实，能对人体心、肝、脾、肺及肾五脏发挥平衡作用。常被用于滋肾生津，有助治疗盗汗、烦渴及尿频问题，而且在治疗尿失禁和早泄方面也很有帮助。据载，早在两千多年前，王公贵族和中药名师已普遍采用这种传统沿用的强身妙品。

现代医学研究认为，五味子含有丰富的有机酸、维生素、类黄酮、植物固醇及有强效复原作用的木酚素（例如五味子醇甲、五味子乙素或五味子脂素），能益气强肝，增进细胞排除废物的效率，供应更多氧气，营造和运用能量，提高记忆力及性持久力。五味子是功效卓著、男女皆宜的养阴固精补剂之一，能增强性事持久力及增进女性外阴的刺激感受性。它能激活一氧化氮（NO）的产生，进而增强男性的体力和持久力。古时候，俄罗斯猎人每次远行狩猎之前必定服用五味子以强身补气。

五味子酒

五味子 50 克，白酒 500 毫升。浸泡 15 日后即可取用。每次服 3～5 毫升，日服 3 次。具有收敛固涩、益气生津的功效，日常饮用可以强壮身体，起到补肾宁心的作用。

二子酒

菟丝子 100 克，五味子 50 克，低度白酒 100 毫升。将菟丝子除去杂质，淘净、晒干，五味子去除果柄及杂质，洗净、晒干，与菟丝子同入酒瓶中，加酒后密封瓶口，每日振摇 1 次，浸泡 10 日后开始饮用。每日 2 次，每次 15 毫升。具有补肾宁心、收敛固涩之功效。

鹿茸，温肾壮阳的东北三宝之一

鹿茸，是一种贵重的中药，性温，味甘、咸，归肾、肝经，具有滋补强壮，治疗虚弱、神经衰弱等功效。《药性论》中记载称：“主补男子腰肾虚冷，脚膝无力，梦交，精溢自出，女人崩中漏血，炙末空腹温酒服方寸毕。又主赤白带下，入散用。”实际生活中，也多将鹿茸作为主治肾虚、头晕、耳聋、目暗、阳痿、滑精、宫冷不孕、羸瘦、神疲、畏寒、腰脊冷痛、筋骨酸软、崩漏带下、阴疽不敛及久病虚损等症的良药。

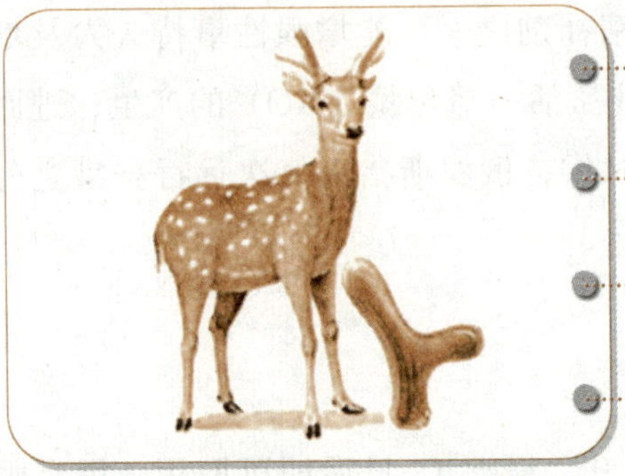

性味　性温，味甘、咸

功效　滋补强壮，抗衰老

存放　干燥、阴凉处

挑选　以茸体饱满、挺圆、质嫩者为佳

现代药理研究发现，鹿茸提取物既能增加血浆睾酮浓度，又能使促黄体生成素（LH）浓度增加。还能调节体内的免疫平衡而避免疾病发生和促进创伤愈合、病体康复，从而起到强壮身体、抵抗衰老的作用。不仅如此，还对青春期的性功能障碍，壮年期、老年期的前列腺萎缩症的治疗均有效。

鹿茸为滋补大品，人人皆知，更是很多男士青睐的壮阳佳品。但要注意辨别真伪，防止上当受骗。真鹿茸体轻，质硬而脆，气微腥，味咸。通常有一或两个分枝，外皮红棕色，多光润，表面密生红黄或棕黄色细茸毛，皮茸紧贴，不易剥离。鹿茸以茸体饱满、挺圆、质嫩、毛细，皮色红棕、体轻，底部无棱角都为佳。而细、瘦、底部起筋、毛粗糙，体重者为次货。鹿茸片则以毛孔嫩细，红色小片为佳。而假鹿茸则体重，质坚韧，不易切断，气淡，能溶于水，溶液呈混浊状。

这里还要特别强调一点，鹿茸是好东西，但并非人人都可以享用受益。归结起来看，以下证况不宜服用：阴虚而五心烦热的人；伤风感冒，出现头痛鼻塞、发热畏寒、咳嗽多痰等外邪正盛的人；高血压症，头晕、走路不稳，脉眩易动怒而肝火旺的人；小便黄赤，咽喉干燥或干痛，不时感到烦渴而具有内热症状的人；经常流鼻血，或女子行经量多，血色鲜红，舌红脉细，表现为血热的人。

鹿茸山药酒

鹿茸4克，山药30克，白酒500毫升。将鹿茸切成薄片，把山药捣碎，装入洁净的瓶中，加入白酒，密封。经常摇动，7日后饮用。每日早晚各服1次，每次20～30毫升，具有补肾壮阳、益精养血、强壮筋骨之功效。适用于治疗肾阳亏虚引起的阳痿、滑精、白带清稀、腰膝酸痛、宫寒不孕、神疲乏力、眩晕耳鸣等。外感发热、阴虚火旺者不宜服用。

鹿茸虫草酒

取高粱酒1500毫升，冬虫夏草90克，鹿茸20克。将上药制成软片，浸入酒中泡10天，过滤后即可饮用。每次空腹饮服1～2杯，每日3次。本方适用于肾阳虚衰、精血亏损所致的腰膝酸软无力、畏寒肢冷、男子阳痿不育等。

以上方药，请务必咨询医生，在医生指导下，结合自身生理特点和不同的病理变化，辨证选择使用。

第四章

食物养肾：补肾益气各取所需

如果肾虚了，吃什么食物最养肾呢？享受不尽的中华美食，对补肾而言，又该做何选择呢？中医学认为“黑入肾”，那么，哪些才是补肾养肾的“能手”呢？对此，这里为你推荐 5 种黑色食物以及12种餐桌上的“常客”。鱼肉荤素，只要对症而食，总能找到你的护肾美食。

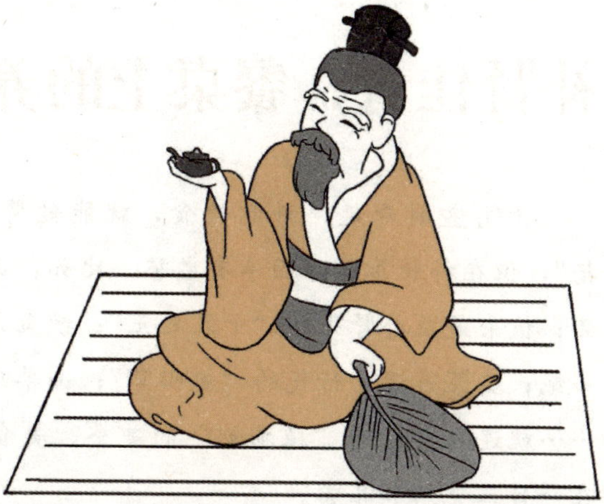

第一节

补肾佳肴：餐桌上的养生“肾”品

肾气盛则寿延，科学饮食，就能健肾保健康。个个“其貌不扬”，但在补肾养肾方面享有盛誉。比如，山药是不温不燥的补肾上品；板栗是益补肾气的“干果之王”；鲈鱼是益筋骨、补肝肾的海菜一绝；韭菜是温肾行气的“起阳草”；山羊肉是能比人参的大补之物……就连豆浆也有“植物奶”的美誉。美食回味悠长，补肾之功就在一日三餐细加品尝。

山药，不温不燥补肾上品药

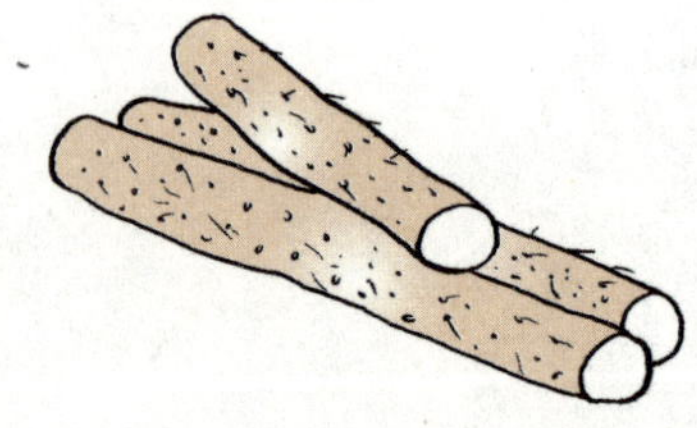

山药

- 性味：味甘，性平
- 功效：健脾胃，补肺气，益肾精
- 存放：干燥、阴凉处
- 挑选：以色正、薯块完整肥厚、皮细而薄、不带泥土、无损伤、不留须根者为佳

山药，别名土薯，多年生草本植物，茎蔓生，常带紫色，块根圆柱形，叶子对生，卵形或椭圆形，花乳白色，雌雄异株。中医理论认为：山药性平，不温不燥，有强健机体、滋肾益精的作用，大凡肾亏遗精，妇女白带多、小便频数等症，皆可服用，是国家卫生

部公布的既是食品又是药品的蔬菜。不仅如此，因为含有多种营养素，山药含有大量的黏液蛋白、维生素及微量元素，能有效阻止血脂在血管壁的沉淀，预防心血管疾病，具有益智安神、延年益寿的功效。所以，注重养生的人们早已将其请上了餐桌。

怎样选到好山药呢？首先要掂重量，大小相同的山药，较重的更好；其次看须毛，同一品种的山药，须毛越多的山药营养也更好；最后再看横切面，山药的横切面肉质黄色似铁锈的切勿购买，有硬心且肉色发红的质量差，如果呈雪白色说明该山药是新鲜的。

山药白鸽汤

怀山药、玉竹、麦冬各 30 克，白鸽 1 只（鸽肉）。将全部用料一起放入瓦锅内，加清水适量，武火煮沸后，文火煮 2 小时，调味即可。本菜可以滋补脾肺、生津止渴。适用于糖尿病脾肺虚损者，表现为口渴引饮、神疲乏力、知饥不食或食不知味、形体消瘦。玉竹和麦冬能益胃生津，又能润肺养阴。白鸽味甘咸，性平，补益脾气及补养脾阴。本药膳治糖尿病饮水不足者。脾肾阳虚、小便清长者不宜饮用。

山药炖鸡

黄精 30 克，山药 150 克，鸡肉 500 克，调味品适量。将鸡洗净切块，同山药放入锅中，加水适量，隔水炖熟，调味即可。分 2 次食用，隔日 1 次，连服数次，具有滋肾、益肺、健脾之功。适用于更年期综合征属阴虚或气阴两虚者。

山药冰糖

山药 750 克，冰糖、清水各适量。山药削皮切成方块放入锅中，加冰糖、清水；先用大火煮滚，再改小火煮烂（约 40 分钟）即可。山药软嫩香甜，有健脾、除湿、益肺固肾、益精补气之功效。

黄鳝，肾寒之人亦食亦药的补养品

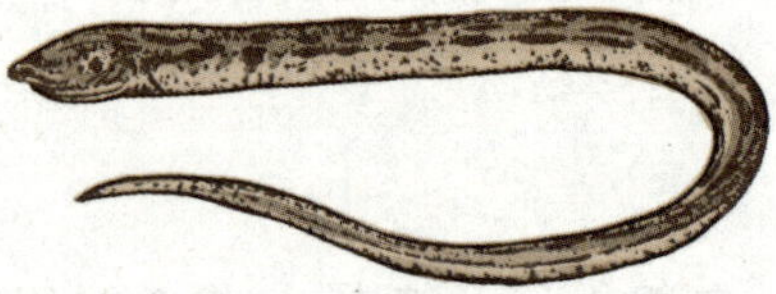

属性 味甘，性温

功效 益气血，补肝肾，强筋骨，祛风湿，治虚损

存放 阴凉的水池里

挑选 体表光滑、黏液丰富无脱落、挣逃力强

黄鳝，无鳞，淡水食用鱼。中医理论认为，黄鳝肉味甘，性温，归肝、脾、肾经，有益气血、补肝肾、强筋骨、祛风湿、治虚损之功效，民间用以入药，可治疗虚劳、阳痿、腰痛、腰膝酸软等症。民间还有一些用黄鳝疗疾的经验，可供参考。比如，黄鳝头煅灰，空腹温酒送服，能治妇女乳核硬痛；黄鳝骨入药，兼治臁疮，疗效颇显著；黄鳝血滴入耳中，能治慢性化脓性中耳炎，滴入鼻中可治鼻衄（鼻出血）。外用时还能治口眼歪斜，面神经麻痹。常吃鳝鱼有很强的补益功能，特别对身体虚弱、病后以及产后之人更为明显。

黄鳝除西北高原外，各地均产，栖息在池塘、小河、稻田等处，常潜伏在泥洞或石缝中。夜出觅食。生殖情况较特殊，幼时为雌，生殖一次后，转变为雄性。食用黄鳝一个需要特别注意的问题是，鳝鱼一旦死亡，就与蟹与鳖一样，体内细菌大量繁殖并产生毒素，故以食用鲜活黄鳝为宜。此外，鳝鱼还不宜与南瓜、菠菜、红枣同食。

黄芪鳝鱼羹

黄鳝 500 克，切丝；黄芪 30 克，纱布包。共加水煮熟。取出药包，加食盐、生姜调味服食。本品药食并举，补气益血之功尤大。用于气血不足、体倦无力等。若属气虚不能摄血的出血症也可应用。

烧鳝鱼

黄鳝 500 克，切丝，放锅中煸炒去涎液，起锅后再用油、食盐同炒，并加入大蒜、酱油、醋以水煮熟。畏腥气者，可于起锅前放入适量酒、葱或芹菜。本品有补血、止血作用，还可以用于产后血虚、久痢、痔出血。

蒜鳝汤

鳝鱼 250 克，连须大蒜头 1 枚，黄酒 250 毫升。先将鳝鱼洗净切段，与大蒜头一起放入锅内，加入黄酒和水适量，煎煮熟烂。稍温，佐餐食用。本品善补阳气、益虚损，有温阳补虚、理气除胀的功效，适用于肝硬化腹水、蛋白倒置者。

狗肉，喝下狗肉汤能把棉被当

狗又名黄耳，古称地羊，列六畜之一。狗肉味甘，性温、咸，归脾、胃、肾经，有温补脾胃、补肾助阳、壮力气、补血脉的功效。狗肉温肾壮阳，用于肾阳虚所致的腰膝冷痛、小便清长、小便频数、水肿、耳聋、阳痿等症；温补脾胃，用于脾胃阳气不足所致的脘腹胀满、腹部冷痛等症。适于腰膝冷痛、小便清长、小便频数、水肿、耳聋、阳痿、脘腹胀满、腹部冷痛者食用。还可用于老年人的虚弱症，如尿溺不尽、四肢厥冷、精神不振等。冬天常吃，可使老年人增强抗寒能力。

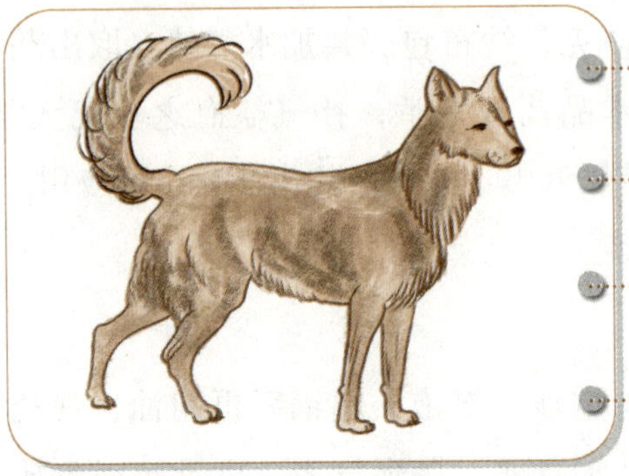

性味　味甘、咸，性温

功效　温补脾胃，补肾助阳，壮力气，补血脉

存放　干燥、阴凉处

挑选　狗肉的皮要柔软，闻之无异味，二三成肥七八成瘦最好

狗肉味道醇厚，芳香四溢，与羊肉同为冬令进补的佳品。现代医学研究也证实，狗肉蛋白质含量高，尤以球蛋白比例大，对增强机体抗病力和细胞活力及器官功能有明显作用。不仅如此，狗肉中含有少量稀有元素，对治疗心脑缺血性疾病、调整高血压有一定益处。但要注意的是，由于狗肉性温，所以阳虚内热、脾胃温热及高血压患者应慎食或禁食。另外，狗肉食后易口干，可喝些米汤。

狗肉的吃法很多，有红烧、清炖、油爆、卤制等。烹饪时，应以膘肥体壮、健康无病的狗为佳，疯狗肉一定不能吃。刚被宰杀的狗，因有土腥气味，不宜立即食用，应先用盐渍一下，以除去土腥味。这里，送上几个方剂，让你在享受狗肉鲜美的同时，起到防病治病的功效。

狗肉药杞汤

狗肉 1000 克，切成 4 厘米见方的方块，用开水氽透，与生姜、香葱同放入热油锅炒，烹入米酒，然后倒入沙锅，放入怀山药、枸杞子各 60 克，鸡清汤 1000 毫升，用小火炖至熟烂，放入味精、胡椒粉和食盐调味食用。本品有滋补肝肾、益精明目的作用。适用于年老体弱、肾精亏损、腰膝酸软、畏寒怕冷、阳痿早泄等症。

狗肉番薯

狗肉500克洗净切块，番薯500克去皮切块，同放大碗内加适量猪油或花生油、食盐、水，隔水蒸熟食用。本品有补中益气、固肾强腰的作用。适用于体虚怕冷、腰腿痛、夜尿多等。

狗肉补阳沙锅

带骨狗肉1000克，切块，每块约15克，放入锅内炒干血水取出；大蒜末、豆瓣酱、芝麻酱各适量下热油锅爆炒，再下姜片及狗肉边炒边加植物油，约炒5分钟后，烹入米酒，加鸡汤、食盐、陈皮、酱油、红糖，煮沸后倒入沙锅内，用小火焖1.5小时，加入味精即可食用。本品有温肾壮阳、补脾健胃的作用。适用于肾虚遗精、遗尿、阳痿、早泄、小儿发育迟缓、营养不良。

狗肉温肾粥

狗肉200克切成小块，生姜适量，煮至半熟时，放入粳米100克同煮粥，加适量油盐调味食用。本品有祛寒壮阳、温肾补脾的作用，适用于病后体虚或老人阳气不足、怕冷畏寒、手脚冰冷、腰膝无力、小便清长、肾虚阳痿、遗精遗尿、性欲减退等。

狗肉助阳沙锅

狗肉250克，整块放入开水中汆透后捞出，放入凉水中洗净血沫并切成方块，放入热油锅内加适量生姜片煸炒，烹入料酒，然后倒入沙锅内，并将熟附片、菟丝子各30克装入纱布袋内，以及食盐、葱适量同煮汤，用小火炖至熟烂时食用。本品有温肾助阳、补益精髓的作用。适用于阳气虚衰、精神不振、腰膝酸软、阳痿早泄、肾虚遗精遗尿、性欲减退等。

鲈鱼，益筋骨、补肝肾的海菜一绝

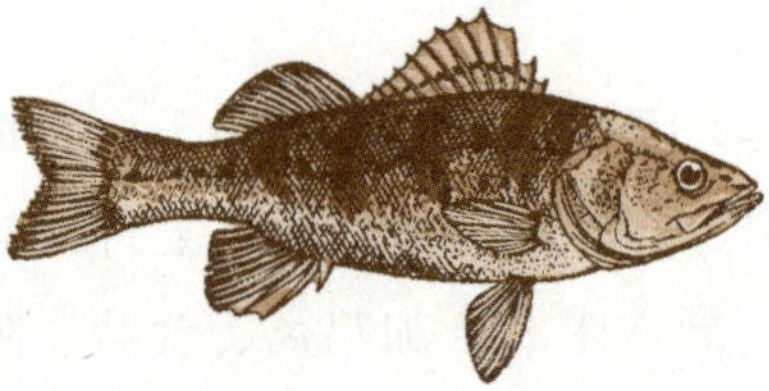

性味 味甘，性平

功效 益肾，补气，健脾，安胎

存放 水养

挑选 以鱼身偏青色、鱼鳞有光泽、透亮者为佳

鲈鱼，又称花鲈、寨花、鲈板、四肋鱼等，俗称鲈鲛，是“四大名鱼”之一。中医理论认为，鲈鱼味甘，性平，具有益肾、补气、健脾、安胎之功效。适宜贫血头晕、妇女妊娠水肿、胎动不安之人食用。《本草经疏》这样评价：“鲈鱼，味甘淡性平，与脾胃相宜。肾主骨，肝主筋，滋味属阴，总归于脏，益二脏之阴气，故能益筋骨。脾胃有病，则五脏无所滋养，而积渐流于虚弱，脾弱则水气泛滥，益脾胃则诸证自除矣。”崔禹锡的《食经》说鲈鱼“主风痹，面疱。补中，安五脏”。《嘉祐本草》：“补五脏，益筋骨，和肠胃，治水气。”《本草衍义》认为鲈鱼“益肝肾”。

现代医学认为，鲈鱼富含蛋白质、维生素A、维生素B族、钙、镁、锌、硒等营养元素，具有补肝肾、益脾胃、化痰止咳之效，对肝肾不足的人有很好的补益作用；鲈鱼还可治胎动不安、产生少乳等症，对准妈妈和生产妇女来说，吃鲈鱼是一种既补身又不会造成营养过剩而导致肥胖的营养食物，是健身补血、健脾益气和益体安康的佳品；鲈鱼血中还有较多的铜元素，铜能维持神经系统的正常功能并参与数种物质代谢的关键酶的功能发挥，铜元素缺乏的人可食用鲈鱼来补充。下面介绍几款关于鲈鱼的食方。

鲈鱼健脾汤

鲈鱼 50 克，白术 10 克，陈皮 5 克，胡椒适量。煎汤服。鲈鱼益脾健胃，犹嫌力量不足，故加用白术健运脾胃，辅以陈皮理气健胃，胡椒温中健胃。用于脾胃虚弱、消化不良、食少腹泻，或胃脘隐隐作痛或冷痛者。

黄芪炖鲈鱼

鲈鱼 1 尾（250～500 克），黄芪 60 克。隔水炖熟，饮汤食肉。黄芪、鲈鱼同用，能补气益血，生肌收口。手术后可促进伤口愈合。

山羊肉，性比人参、黄芪的大补之物

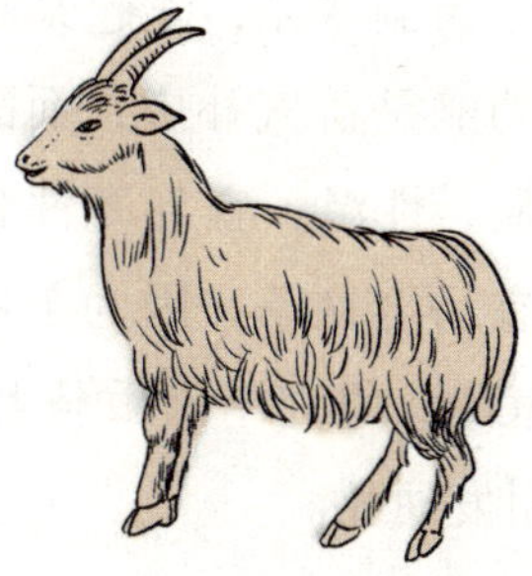

性味　味甘、咸，性热

功效　益气补虚，温中暖下，补肾壮阳，生肌健力，抵御风寒

存放　干燥、阴凉处

挑选　以新鲜、肉质紧密、富有弹性的为佳

山羊肉，味甘、咸，性热，无毒，归肾经，具有补虚助阳之功效，可治虚劳内伤，筋骨痹弱，腰脊酸软，阳痿，带下，不孕。《本草汇言》中称："大补虚劳，脱力内伤，筋骨痹弱。又治男子精寒髓乏，阳事不振，或妇人积年淋带，腰脊痿软，血冷不育等症，用酒煮烂，和椒、盐作脯食。"

羊肉能比人参、黄芪。人参、黄芪补气，羊肉补形。但要说明的是，羊肉性温热，吃多了容易上火。因此，吃羊肉时要搭配凉性和甘平性的蔬菜（冬瓜、丝瓜、菠菜、白菜、金针菇、蘑菇、茭白、笋等），能起到清凉、解毒、祛火的作用。吃羊肉时最好搭配豆腐，不仅能补充多种微量元素，其中的石膏还能起到清热泻火、除烦、止渴的作用。再者，谚语说："羊几贯，账难算，生折对半熟时半，百斤只剩廿余斤，缩到后来只一段。"意思是100斤羊，宰羊解割下来只50斤，煮熟后大约只有20斤。由此可见，羊肉折损多，羊肉吃到肚里容易发胀最能饱人，滋补者是羊肉，害人者也是羊肉。所以，吃羊肉时，肚里一定要留有余地，以待它发胀，不可吃得太多，饱则伤脾坏腹。

不仅如此，夏秋季节气候热燥，不宜吃羊肉；羊肉内易藏匿旋毛虫等细菌，它们不易被消化，吃后可能引起四肢无力、昏迷不醒等症状，所以食用时一定要炒透烧熟，特别是在涮羊肉时一定要注意；羊肉食后容易动气生热，所以不可与南瓜、何首乌、半夏、菖蒲同食，否则会壅气发病；羊肉不可烧煳烤焦，否则不仅肉老不新鲜，而且还会产生致癌物质。

此外，许多人吃羊肉时喜欢配食醋作为调味品，吃起来更加爽口，其实是不合理的。因为羊肉性热，功能是益气补虚；而醋中含蛋白质、糖、维生素、醋酸及多种有机酸，性温，宜与寒性食物搭配，与热性的羊肉不适宜；吃羊肉后不宜马上饮茶，因为羊肉中含有丰富的蛋白质，而茶叶中含有较多的鞣酸，吃完羊肉后马上饮茶，会产生一种叫鞣酸蛋白质的物质，容易引发便秘。

羊肉粳米粥

羊肉100克，肉苁蓉30克（切片），粳米100克，生姜3片。将肉苁蓉放入锅内煮1小时，捞去药渣，再放入羊肉、粳米、生姜，同煮粥，熟时加入适量调味食用，有益肾壮阳、补精养血、润肠强身作用。适用于肾虚阳痿、腰膝酸软、性欲减退、大便干燥、面色灰暗等症。

当归生姜羊肉汤

羊肉250克，当归10克，生姜适量。水煎取汁，羊肉炖烂，汤肉同服。本品具有温肝补血、散寒暖肾之功效。主治体虚畏冷、哈欠连连，或寒疝腹痛，或妇女产后血虚之体。有资料报道，尚能治疗某些男性不育症。

猪肉，五畜之中猪肉最补肾

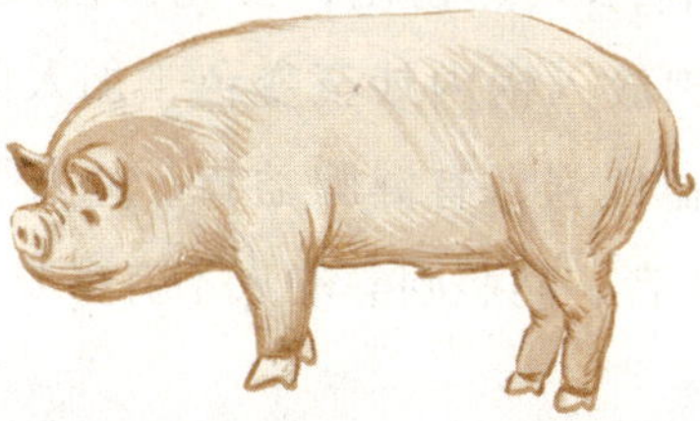

性味 味甘、咸，性平

功效 补中益气，丰肌体，生津液，润肠胃，强身健体

存放 干燥、阴凉处

挑选 以有光泽、呈淡红色、稍湿润、肉汁透明、肉质紧密、富有弹性者为佳

猪肉，又名豚肉，五畜之一。五畜指犬、羊、牛、鸡、彘，与五行的配属关系为：犬属木，羊属火，牛属土，鸡属金，彘属水。五脏之中肾属水，肾与彘同类相属，彘为水畜，入肾，其味甘、咸，性平，归入脾、肾经，故有补肾的作用。还能起到滋养脏腑、补中益气、补虚强身、滋阴润燥、丰肌泽肤的功效。

现代研究发现，猪肉含有丰富的蛋白质及脂肪、糖类、钙、磷、铁等成分，是日常生活的主要副食品，凡病后体弱、产后血虚、面黄羸瘦者，皆可用之作营养滋补之品。调查结果发现，某地80岁以上的长寿老人们几乎每天都吃猪肉，主要由于烹调方法不同，猪肉煮的时间都很长，先将猪肉煮2～3小时后，再加入海带或萝卜再煮1小时，做成一种汤菜食用。经过化验分析，猪肉经长时间炖煮后，脂肪会减少30%～50%，不饱和脂肪酸增加，而胆固醇含量大大降低。

猪肉虽是日常食品，一般健康人和患有疾病之人均能食之，但多食令人虚肥，大动风痰，多食或冷食易引起胃肠饱胀或腹胀腹泻。成年人每天80～100克，儿童每天50克。如果调煮得宜，猪肉可成为"长寿之药"。对于脂肪肉及猪油，患高血压或偏瘫（中风）病者及肠胃虚寒、虚肥身体、痰湿盛、宿食不化者应慎食或少食之。一般入药均为猪瘦肉。

栗子焖猪肉

五花肉500克，栗子（鲜）600克，蒜头适量。先用生粉、酱油腌制五花肉，蒜头切成片；将栗子用沸水煮熟捞出，去壳去内皮，洗净备用；下油热锅，放蒜片，将猪肉放入锅内炒至变色，加入栗子翻炒几下，加水焖熟即可。本品补益性强，有健脾益胃、补肾强腰、强筋骨、活血、止血之功。但体胖者、高胆固醇的人不宜多吃。

当归瘦肉汤

猪瘦肉500克，切块，当归30克。加水适量，用小火煎煮。可稍加食盐调味，除去药渣，饮汤吃肉。可分作2～3次服。本品具有补肝益血之功效，可用于贫血或血虚所致的头昏眼花、疲倦乏力以及产妇缺乳。

黑豆炖猪肉

黑豆50克，瘦肉100克。先将猪肉于水中煮开，弃汤，再与黑豆共炖至烂，加适当调味品，食肉饮汤。本品有补肾、利尿、健脾等作用。

韭菜，温肾行气的“起阳草”

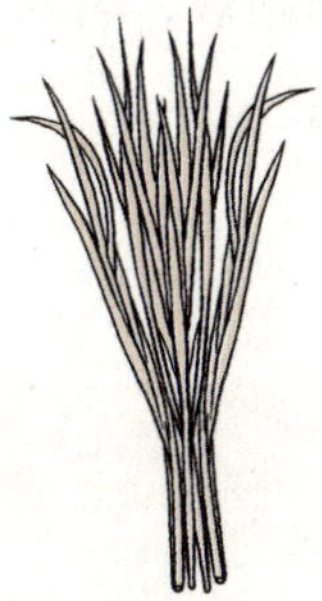

韭菜，别名懒人菜、起阳草，属百合科多年生草本植物，以种子和叶等入药。除作菜用外，还有良好的药用价值。其根味辛，入肝经，温中，行气，散瘀，叶味甘、辛、咸，性温，入胃、肝、肾经，温中行气，散瘀，补肝肾，暖腰膝，壮阳固精。韭菜活血散瘀，理气降逆，温肾壮阳，有健胃、提神、止汗固涩、补肾助阳、固精等功效。适用于肝肾阴虚盗汗、遗尿、尿频、阳痿、阳强（男子阴茎异常勃起不倒数小时）、遗精等症，医药常常用于补肾阳虚、精关不固等，是男子、女子房事后常见病的最常用的食疗菜。

韭菜选购以叶直、鲜嫩翠绿为佳，这样的营养素含量较高。但需注意消化不良或肠胃功能较弱的人吃韭菜容易胃灼痛，故不宜多吃。此外，若不慎将石榴、土豆同食，韭菜水可以解毒。

韭汁牛乳汤

韭菜 250 克，生姜 30 克，切段或捣碎，用纱布包绞取汁液；对入牛乳 250 毫升，加热煮沸，慢慢温服。此方源于《丹溪心法》。本方用牛乳补养胃气，生姜温中化痰止呕，韭菜汁开胃降逆、散瘀。

用于脾胃虚寒、呕吐少食，或噎嗝反胃、胸膈作痛、胃有痰浊瘀血者。

核桃仁炒韭菜

核桃仁 50 克，韭菜、香油、食盐各适量。将核桃仁用香油炸黄，并将韭菜洗净，切成段后，放入核桃仁内翻炒，调入食盐即可。此方具有补肾助阳的作用，适用于早期阳痿患者。

鸭，体质偏热者的保健食品

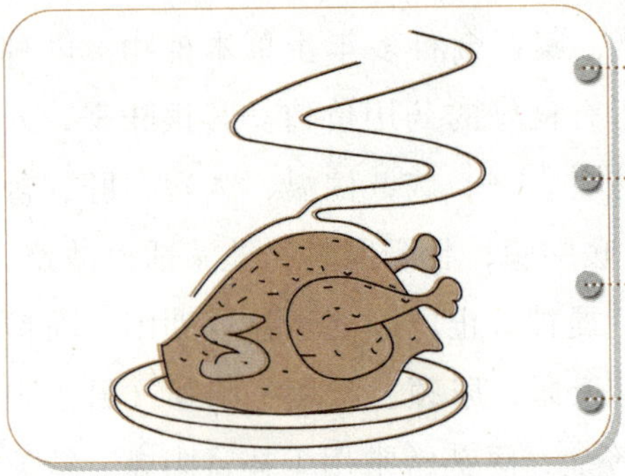

性味 味甘、咸，性微凉

功效 补阴益血，清虚热，利水

存放 干燥、阴凉处

挑选 以新鲜无异味者为佳

鸭肉，即鸭科动物家鸭的肉。家鸭又称鹜、家凫、野凫。其味甘、咸，性微凉，归脾、胃、肺、肾经，能补阴益血，清虚热，利水。多用于虚劳骨蒸发热、咳嗽痰少、咽喉干燥、血虚或阴虚阳亢、头晕头痛、水肿、小便不利等。民间还传说，鸭是肺结核病人的“圣药”。《本草纲目》记载：鸭肉“主大补虚劳，最消毒热，利小便，除水肿，消胀满，利脏腑，退疮肿，定惊痫”。

鸭是餐桌上的上乘肴馔，也是人们进补的优良食品。细心的人会发现，为什么人们都吃烤鸭，很少有炖鸭子，而鸡则很少烤着吃，而是炖的多呢？这跟烹饪有关系。古代养生，讲究烹饪应该和食物的性味相适应。拿鸡鸭来说。鸡，为陆地家禽，属于性温之物，温属于火性，而火性之物主发散，所以不能再拿来作什么烧烤之物食用，因为烧烤会发散其补益的作用，所以这里就违逆了食物的本性；鸭子，鸭肉的营养价值与鸡肉相仿，但在中医看来，鸭子吃的食物多为水生物，属寒性，而烧烤则可以驱寒之性，凡体内有热的人适宜食鸭肉，体质虚弱、食欲不振、发热、大便干燥和水肿的人食之更为有益。从这里也就不难明白北京乃至全国都在烤鸭而很少有人开烤鸡店的原因。

鸭肉是美食，一般人群均可食用。适用于体内有热、上火的人食用；同时适宜营养不良、产后病后体虚、盗汗、遗精、妇女月经少、咽干口渴者食用，发低热、体质虚弱、食欲不振、大便干燥和水肿的人，食之更佳；还适宜癌症患者及放疗化疗后、糖尿病、肝硬化腹水、肺结核、慢性肾炎水肿者食用。但正如上面所说，素体虚寒，受凉引起的不思饮食，胃部冷痛，腹泻清稀，腰痛及寒性痛经以及肥胖、动脉硬化、慢性肠炎等患者应少食，感冒患者不宜食用。

此外，要特别说明的是，鸭肉忌与兔肉、杨梅、核桃、鳖、木耳、胡桃、大蒜、荞麦同食。

老鸭汤

取老鸭 1 只，去内脏洗净后，将中药芡实 200 克放进腹腔内，并加葱、姜、黄酒及清水适量，入沙锅，先以武火烧开，再改文火炖煮 2 小时，待肉酥即可食用。或用鸭与玉竹、枸杞子、黄精等中药共煮配餐食疗，尤对肾阴亏虚的糖尿病患者有效。

鸭肉海参汤

鸭肉 200 克，海参 50 克，食盐、味精各适量。将鸭宰杀，清水漂洗两次，取鸭肉切片；海参泡发胀透，切片。鸭肉和海参一并放

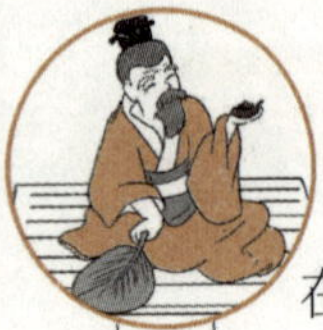

在沙锅内，加适量清水，先用武火煮沸，再用文火炖煮2小时左右，注意加水，防止烧干。待鸭肉熟烂后停火。加食盐和味精调味。当点心或佐餐食用。本品可用于肝肾阴虚引起的头晕目眩、耳鸣健忘、腰膝酸软、五心烦热、盗汗遗精、小便赤热等病症。

海带炖鸭肉

鸭1只，去肠杂等切块；海带60克，泡软洗净。加水一同炖熟，略加食盐调味服食。鸭肉能补阴抑阳，属凉性；海带味咸凉，有降血压、降血脂的作用。民间多用本品来防治高血压、血管硬化。

第二节

益气佳品："黑"食为首选

黑色食品之所以适宜在冬天食用，是由天、地、人之间的关系所决定的。古人认为，木、火、土、金、水是宇宙间最基本的物质，这5种物质不仅各有其特性，而且还可与自然万物及人体"比类取象"。冬天寒冷，与水的特性相似，在与人体五脏配属中，内合于肾，在与自然界五色配属中，则归于黑。由此可知，肾与冬相应，黑色入肾。

核桃仁，补肾温肺的"固精药"

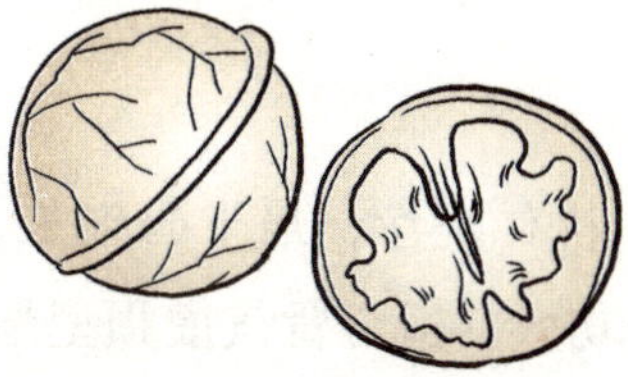

味甘、酸，性温

功效　补肾固精，温肺止咳，益气养血，补脑益智

存放　干燥、阴凉处

挑选　以外壳鲜亮、白净、干燥，没有虫蚀和霉烂，用手一捏即可破碎为佳

核桃仁，又名胡桃仁、胡桃肉。核桃，为胡桃科植物胡桃的干燥成熟种子。其味甘、酸，性温，归肾、肺经，具有补肾温肺、润肠通便之功效，可用于腰膝酸软，阳痿遗精，虚寒喘嗽，大便秘结。适合肾阳虚衰、腰痛脚弱、小便频数者。阴虚火旺、痰热咳嗽及便

溏者不宜用。从中医学角度来看，养生讲究同类相求，以类取象，去掉核桃壳后，如果能获得一个完整的核桃仁，大家就能清晰地看到核桃仁像人的左右脑，所以，认为核桃能补脑。

事实上，关于核桃补脑现代科学也已经证实。现代营养学研究认为，核桃除去约50%的壳等废弃物后的净仁，含有63%的亚油酸、16.4%的亚麻酸，以及丰富的蛋白质、磷、钙和多种维生素，含有大量的不饱和脂肪酸，能强化脑血管弹力和促进神经细胞的活力，提高大脑的生理功能。而且核桃含磷脂较高，可维护细胞正常代谢，增强细胞活力，防止脑细胞的衰退。它有防止细胞老化，减少肠道对胆固醇的吸收，滋润肌肤、乌黑头发等功效，特别适合动脉硬化、高血压、冠心病人以及脑力劳动者多食。在日本，有的营养学家倡导学龄儿童每天吃2～3枚核桃，能健脑、增强记忆力，对那些焦躁不安、少气无力、厌恶学习和反应迟钝的孩子很有帮助。

核桃仁粥

先将核桃仁15克、鸡内金12克捣烂如泥，加水研汁去渣。同粳米100克煮为稀粥。上为1日量，分顿食用。连服10日为1个疗程。本品不仅粥稠浓香，甜而入味，常食还可健脑补肾润肺。

蜂蜜核桃仁

蜂蜜20克，核桃仁50克。将生核桃仁洗净，焙干研细末，蜂蜜调匀，分次食用。本品有补肾益气之功效。适合肾气虚损型早泄、伴听力减退、头晕耳鸣、腰脊酸软、小便频数、面色苍白者食用。

核桃仁鸡汤

公鸡1只，核桃仁100克，姜、葱、料酒各适量。把全部用料洗净放入锅内，加清水适量，武火煮沸后，改文火煲2小时，下盐调味食用。本品具有温肾补阳之功效，适于阳虚水肿、肢软、畏寒、小便频数等肾阳不足者食用。

板栗，益补肾气的“干果之王”

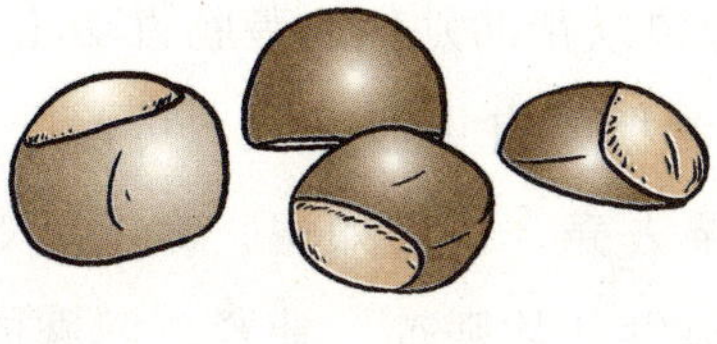

性味 味甘，性温

功效 补中益气，补肾气，补脾强筋，活血止血

存放 干燥、阴凉处

挑选

板栗，又名栗，是壳斗科栗属的植物，素有“干果之王”的美誉，又享有“铁杆庄稼”的美誉。《本草纲目》记载，栗性温、味甘，入脾、胃、肾经，可治肾虚，腰腿无力，能通肾益气，厚肠胃也。而唐代孙思邈则说：“栗，肾之果也，肾病宜食之。”板栗形似肾，按照以形补形的理论，板栗对肾有着很好的补益作用。所以建议人们要经常食用板栗。

板栗多产于山坡地，国外称为“健康食品”，属于健胃补肾、延年益寿的上等果品。现代医学研究也证实，生食板栗有治疗腰腿酸痛、舒筋活络的功效。栗子所含高淀粉可提供高热量，而钾有助于维持正常心搏规律，纤维素则能强化肠道，保持排泄系统正常运作。

人过中年，阳气渐渐衰退，人也像午后的太阳一样，身体出现下降趋势。不仅腰膝酸软、四肢疼痛，还可能出现牙齿松动、脱落的症状，这些都是肾气不足的表现，当从补肾入手，及早预防。板栗香甜可口，做干果零食或是做菜肴佐餐都很相宜，它不仅含有大量淀粉，可以直接当饭吃，而且含有蛋白质、脂肪、B 族维生素等多种营养成分，有很好的食疗保健功能。

现在由于生活条件不断改善，父母对孩子的饮食安排往往过于精细，导致临床多见的小儿脾虚证，典型症状为小儿面色无华、体倦乏力、形体偏瘦、厌食或拒食、经常腹泻。此时可将板栗仁蒸煮熟，磨粉制成糕饼，以增加其食欲，收涩泻泄，调理肠胃。用板栗和粳米熬制的板栗粥老少皆宜，板栗与粳米一起可健脾胃，增进食欲，既可用于脾胃虚寒导致的慢性腹泻患者的恢复，也适合治疗老年人由于功能退化所致的胃纳不佳，气虚乏力。此外，怀孕初期孕妇常常胃口不佳，家人可劝食些熟板栗以帮助她们改善肠胃功能。

板栗还有活血散瘀的作用。生食板栗有止血功效，可治吐血、衄血、便血等常见出血症。将生板栗去壳，捣烂如泥，涂于患处可以治跌打损伤、瘀血肿痛等。下面提供几款强筋、补肾、健脾的板栗食疗方，以供大家参考。

板栗糕

板栗200克，糯米粉500克，白糖50克，瓜子仁、松仁各10克。将栗子去壳，用水煮极烂，加糯米粉和白糖揉匀，入热屉中旺火蒸熟，出屉时撒上瓜子仁、松子仁。本糕味香甜糯软，具有健脾益气养胃、强筋健骨补虚的功效，适用于年老体弱、腰膝酸软、不欲纳食等病症。

栗子烧白菜

生栗子300克，大白菜500克，白糖、湿淀粉、花生油各适量。栗子煮至半熟，捞出，剥去外壳，对半切开；大白菜洗净，切长条块；锅内放入花生油烧热，下栗子略炸后捞出沥油；锅内留少许底油烧热，下白菜略炸，放入栗子，加清水、酱油、精盐、白糖用旺火烧沸，再改用小火烧至熟透，用湿淀粉勾芡，起锅装盘即成。本菜具有补脾、益肾、止血的功效，适用于治疗脾胃虚弱、食少便血、体倦乏力、肾虚腰膝无力、大便带血及坏血病等病症。

栗子姜枣粥

板栗30克，大枣10枚，山药15克，生姜6克，大米100克。加水煮成稀粥食，或再加红糖调味食。栗子能补肾、益脾、止泻。《本草纲目》说："有人内寒，暴泄如注，令食煨栗二三十枚顿愈。"方中山药、大米亦益脾养胃之物，姜、枣、红糖能温养脾胃。此方用于脾胃虚弱、畏食冷物、少食腹泻，或小儿疳积、消化不良等。

蚕蛹，益精助阳、乌须黑发的食药

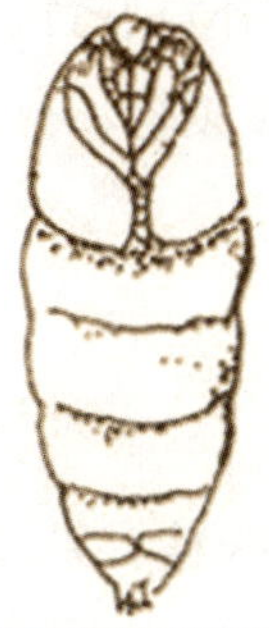

性味：味甘、咸、辛，性温

功效：温阳补肾，祛风除湿，健脾消渴

存放：干燥、阴凉处

挑选：不瘪，不变色，闻之没杂味

蚕蛹，为蚕蛾科昆虫家蚕的蚕茧缫丝后留下的蛹体。中医学认为，本品味甘、咸、辛，性温，归脾、胃、肾经，有温阳补肾、祛风除湿、健脾消积之功，适用于肾阳亏虚、阳痿遗精、风湿痹痛、小儿疳积等。《备急千金要方》说它"益精气，强男子阳道，治泄精"。《本草纲目》记载："为末饮服，治小儿疳瘦，长肌，退热，除蛔虫；煎汁饮，止消渴。"

药理研究表明，蚕蛹对机体糖、脂肪代谢能起到一定的调整作用。白僵蚕蛹油有降血脂的作用；用蚕蛹油提纯品制成丸剂，用于治疗高胆固醇，对降低胆固醇和改善肝功能有显著疗效。适量食用蚕蛹，对高血压、高血脂、慢性肝炎及营养不良患者有较好的辅助治疗功效。据报道，日本等国已经从蚕蛹中生产出了α-干扰素，临床用于抗癌治疗。

这里要特别提醒大家的是，为预防蚕蛹中毒，一是要采购新鲜蚕蛹，不买、不食腐败变质的蚕蛹；二是食用蚕蛹前，必须充分加热，应先在沸水中煮 15 分钟再烹炒、油炸；三是少吃，未吃完的蚕蛹放置后，应彻底加热后再食用。

核桃仁炖蚕蛹

核桃仁 15 克，蚕蛹 80 克，肉桂 3 克。先将肉桂洗净，晒干或烘干，研成极细末。将蚕蛹洗净，晾干后略炒一下，与核桃仁同放入大碗内，加水适量，调入肉桂末，搅拌均匀，隔水炖熟，即成。可当点心，随意服食或早晚分 2 次分服。可以补益肝肾、健脑益智、温肺润肠、乌须黑发。适用于精血不足之腰膝酸软、夜尿频多、阳痿遗精、须发早白、肺结核、咳嗽等。

蚕蛹炒韭菜

蚕蛹 50 克，韭菜 200 克，姜末、精盐、味精、素油等各适量。将韭菜、蚕蛹分别洗净备用。炒锅置火上放入油，将沥净水的蚕蛹略炒，再放入韭菜段，加入姜末、精盐、味精翻炒均匀即可装盘上桌。可补气养血，温肾助阳，消除疲劳，抗衰老。适于高血脂、高血压、动脉硬化、阳痿遗精、便秘等患者食用。

蒸蛹肉

蚕蛹 50 克，精羊肉 150 克，核桃仁 100 克，调味品适量。将羊肉洗净，切片，与蚕蛹入油锅中略炒至变色后，放碗内，加核桃仁、葱花、姜末、食盐、猪脂、味精等，蒸熟服食。可补肾壮阳，适用于肾阳亏虚所致的阳痿、性欲减退等。

黑芝麻，补肝肾、润五脏的“上品仙药”

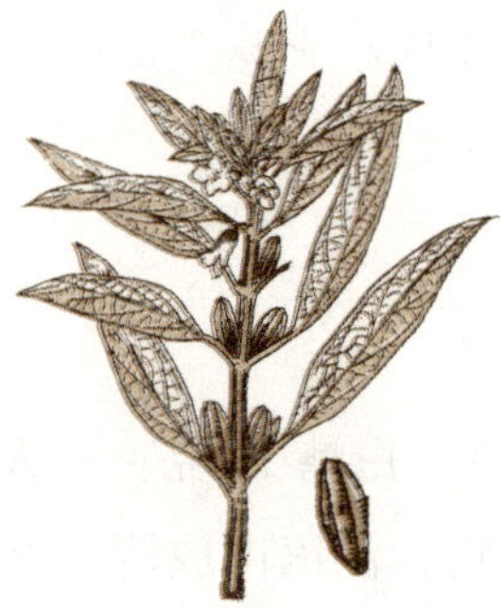

性味　味甘，性平

功效　补肝肾，填脑髓，润五脏，益力气，长肌肉，抗衰老

存放　洗净晒干后置干燥、阴凉处

挑选　饱满丰硕的籽粒

黑芝麻，胡麻科芝麻的黑色种子，呈扁卵圆形。中医药理论认为，黑芝麻味甘，性平，归肝、肾、大肠经，具有补肝肾、填脑髓、润五脏、益气力、长肌肉、抗衰老的作用，被古人称为久服不老的仙药。作为食疗保健佳品，被广泛用于治疗肝肾精血不足所致的脱发、须发早白、腰膝酸软、四肢乏力、眩晕、步履艰难、五脏虚损、皮燥发枯、肠燥便秘等病症，在乌发养颜方面的功效，更是有口皆碑。一般素食者应多吃黑芝麻，而脑力工作者更应多吃黑芝麻。

从现代医学的角度来看，黑芝麻同样是难得的佳品，含有多种人体必需的氨基酸、脂肪和蛋白质，而且黑芝麻含有的脂肪大多为不饱和脂肪酸，有延年益寿的作用。在维生素 E、维生素 B_1 的作用参与下，它能加速人体的代谢功能；黑芝麻含有的铁和维生素 E 是预防贫血、活化脑细胞、消除血管胆固醇的重要成分。现代医学研究结果还证实，胆结石患者常吃黑芝麻可以帮助增加胆汁中的卵磷脂含量，从而帮助人们预防和治疗胆结石，是常用的保健佳品。

单就黑芝麻而言，可以采取洗净后晒干的方式，这样不仅可以帮助去除杂质，还能把那些不饱满的芝麻去掉（洗的时候，不饱满的芝麻自然就浮在水面上）。用的时候，取晒好的黑芝麻清炒至发出“啪、啪”的声响，捣碎，每天食用9～15克即可。

黑芝麻红枣粥

黑芝麻500克炒香，碾成粉；锅内水烧热后，将粳米、黑芝麻粉、红枣同入锅，先用大火烧沸后，再改用小火熬煮成粥，食用时加糖调味即可。此粥有补肝肾、乌发之功效。

黑芝麻桑葚糊

用黑芝麻、桑葚各60克，大米30克，白糖10克。将大米、黑芝麻、桑葚分别洗净，同放入石钵中捣烂；沙锅内放清水3碗，煮沸后放入白糖，再将捣烂的米浆缓缓调入，煮成糊状即可。此糊补肝肾、润五脏、祛风湿、清虚火，常服可治病后虚羸、须发早白、虚风眩晕等症。

芝麻核桃粥

黑芝麻50克，核桃仁100克，一齐捣碎，加适量大米和水煮成粥。此粥补肝肾，对继发性脑萎缩症有食疗作用。

黑木耳，中餐里滋补强肾的“黑色瑰宝”

黑木耳，别名光木耳。实体胶质，成圆盘形，耳形不规则形，新鲜时软，干后成角质。口感细嫩，风味特殊，是一种营养丰富的著名食用菌。中医药理论认为，黑木耳是著名的山珍，味甘，性平，入胃、大肠经。色泽黑褐，质地柔软，味道鲜美，营养丰富，可食、可药、可补，被称为中餐中的“黑色瑰宝”。黑木耳能和血养荣，有润肤驻颜之功效。据记载，它是上古时代帝王独享之佳品。

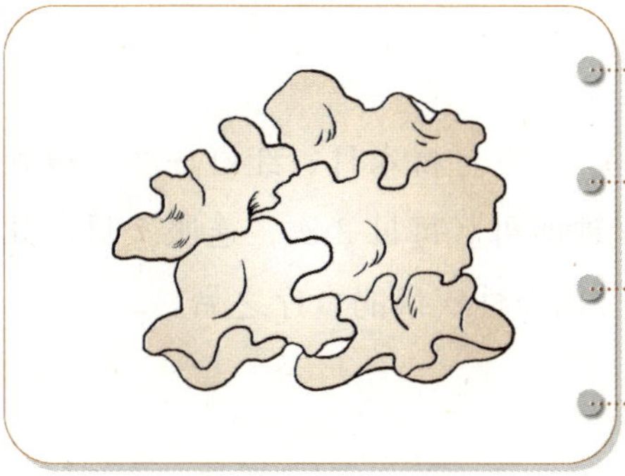

性味 味甘，性平

功效 养血驻颜，清涤肠胃

存放 干燥、阴凉处

挑选 以色泽纯正、朵大肉厚、大小均匀、水发性好的春木耳为佳

从现代医学角度来看，黑木耳含糖类、蛋白质、脂肪、氨基酸、维生素和矿物质，有益气、充饥、轻身强智、止血止痛、补血活血等功效。富含多糖胶体，有良好的清滑作用，是矿山工人、纺织工人的重要保健食品。还具有一定的抗癌和治疗心血管疾病功能。

日常鉴别、挑选黑木耳，可以采用“四字法”：一看，优质黑木耳乌黑光润，其背面略呈灰白色，体质轻松，身干肉厚；二闻，嗅之有清香之气，而用化学品泡过的黑木耳有刺鼻的味道，如霉味、酸臭味等，泡发后味道亦难散去；三触，用手指尖蘸一点水，在木耳上蹭几下，判断木耳是否掉色；四尝，优质木耳放入嘴里嚼时，有浑厚鲜味感；而用化学品（红糖、食盐、明矾、硫酸镁等）泡过的木耳有淡甜味或苦涩味，口感差。

黑木耳炒黄花菜

木耳（干）20克，黄花菜（干）80克，盐、味精、葱花、花生油、湿淀粉、素鲜汤各适量。将木耳放入温水中泡发，去杂洗净，用手撕成片；黄花菜用冷水泡发，去杂质洗净，挤去水分。锅置火上，放花生油烧热，放入葱花煸香，再放入木耳、黄花菜煸炒，加入素鲜汤、盐、味精煸炒至木耳、黄花菜熟入味，用湿淀粉勾芡，出锅即成。此菜具有“安五脏、利心志、明目”的功效。孕早期常吃此菜，还有健脑安神作用，有利胎儿脑组织细胞的发育，增强智力。

黑木耳煲红枣

木耳（水发）40 克，枣（干）30 克。将木耳、红枣洗净，放入锅内，加水适量，文火煎煮 30 分钟即可。每日 2 次，连服 7 日。此汤有气血双补之功，是可用于一切出血性疾病的食疗之品。

黑米，滋阴补肾的“世界米中之王”

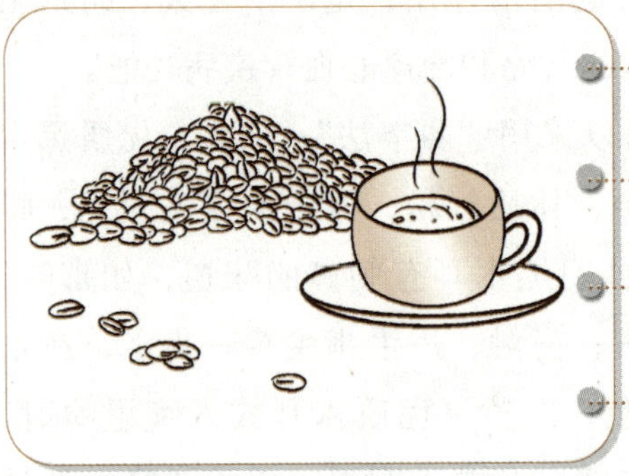

性味　味甘，性平

功效　滋阴补肾，滑湿益精，补肺缓筋

存放　干燥、阴凉处

挑选　表皮为黑、米心为白色、天然香味

黑米，属糯米类，是一种药食兼用的大米。中医认为黑米味甘，性平，归脾、胃经。古农医书记载：黑米具有滋阴补肾、滑湿益精、补肺缓筋等功效；可入药、入膳，对头昏目眩、贫血白发、腰膝酸软、夜盲耳鸣症疗效尤佳。因此，人们俗称“药米”。黑米外表墨黑，营养丰富，还有“黑珍珠”和“世界米中之王”的美誉。也因其独特功效，历代帝王把它作为宫廷养生珍品，称为“贡米”。

黑米和紫米都是稻米中的珍贵品种，属于糯米类。主要营养成分（糙米）：黑米按占干物质计，粗蛋白质、粗脂肪、糖类含量高，不仅如此，而且所含锰、锌、铜等无机盐大都比大米高1～3 倍；更含有大米所缺乏的维生素 C、叶绿素、花青素、胡萝卜素及强心苷等特殊成分。由于它最适于孕妇、产妇等补血之用，又称“月米”“补血米”等。现代医学证实，黑米具有益气活血、滋阴补肾、健脾暖肝、养肝明目等疗效。经常食用黑米，有利于防治头昏、目眩、贫血、白发、眼疾、腰膝酸软、肺燥咳嗽、大便秘结、小便不利、肾虚水肿、食欲不振、脾胃虚弱等症。

由于黑米所含营养成分多聚集在黑色皮层，故不宜精加工，以食用糙米或标准三等米为宜。挑选优质黑米的方法：一看，正宗黑米只是表面米皮为黑色，剥去米皮，米心是白色，米粒颜色有深有浅，而染色黑米颜色基本一致；二闻，正宗黑米用温水泡后有天然米香，染色米无米香、有异味；三摸，正宗黑米是糙米，米上有米沟；四搓，正宗米不掉色，水洗时才掉色，而染色米一般手搓会掉色。

黑米粥

黑米 100 克，红糖适量。先将黑米洗净，放入锅内加清水煮粥，待粥至浓稠时，再放入红糖稍煮片刻即可食用。能益气补血、暖胃健脾、滋补肝肾、止咳喘，特别适合产后新妈妈滋补身体。病后消化能力弱的人不宜吃黑米，可吃些紫米来调养。

三黑粥

黑米 50 克，黑豆 20 克，黑芝麻 15 克，核桃仁 15 克。共同熬粥加红糖调味食之。常食能乌发润肤美容，补脑益智，还能补血。适合须发早白、头昏目眩及贫血患者食用。

黑米莲子粥

黑米 100 克，莲子 20 克。共同煮粥，熟后加冰糖调味食之。能补肾健脾、滋阴养心，适合孕妇、老人、病后体虚者食用，健康人食之也可防病。

黑枣，益气生津、补肾固精的“营养仓库”

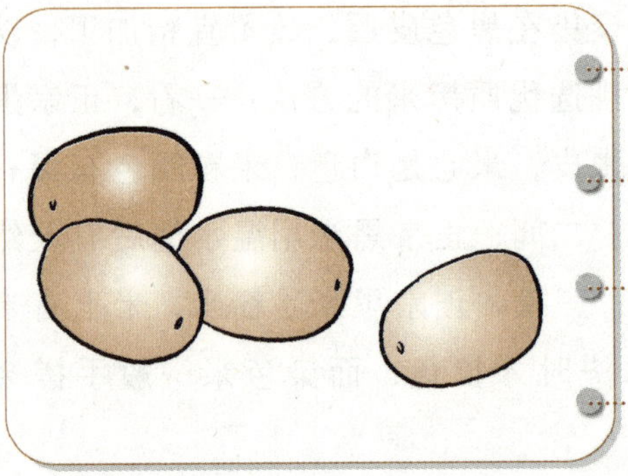

性味 味甘，性寒

功效 补中益气，补肾养胃，补血

存放 干燥、阴凉处

挑选 枣皮乌黑油亮，颗大均匀

黑枣是鲜枣的干制品，味甘，性寒，归心、肺、肾经，有补中益气、补肾养胃、补血之功效。核则有补肾固精、利尿消石、润肠通便、温肺定喘的作用，常用于肾虚腰痛、尿路结石等症。黑枣营养丰富，含有蛋白质、脂肪、糖类、多种维生素等，以含维生素C和钙质、铁质最多，有很高的药用价值，有“营养仓库”之美誉。多用于补血和作为调理药物，对贫血、血小板减少、肝炎、乏力、失眠有一定疗效。

识别优质黑枣：好的黑枣皮色应乌亮有光，黑里泛出红色，皮色乌黑者为次，色黑带萎者更次；好的黑枣颗大均匀，短壮圆整，顶圆蒂方，皮面皱纹细浅；在挑选黑枣时，也应注意识别虫蛀、破头、烂枣等。枣子吃多了会胀气，孕妇如果有腹胀现象就不要吃枣了，只喝枣汤就可以。

黑枣含有大量果胶和鞣酸，这些成分与胃酸结合，同样会在胃内结成硬块。所以，不宜空腹吃。因为黑枣性寒，脾胃不好者不可多吃。过多食用枣会引起胃酸过多和腹胀；忌与柿子同食。

黑枣豆兔汤

兔肉200克，黑枣10枚，黑豆30克，生姜2片。兔肉洗净；黑枣洗净，去核；黑豆洗净，浸1小时，拣去浮豆；生姜洗净。把全部用料放入锅内，加清水适量，武火煮沸后，文火煲2小时，调味供用。此汤有补肾养血、美发延年之功效。对须发早白、高脂血症、糖尿病属脾肾不足、精血亏虚症见白发、脱发、体倦乏力、神疲懒言、头晕目眩、腰膝酸软等有辅助治疗的作用。

黑枣瘦肉汤

猪瘦肉60克，生地黄30克，枸杞子15克，黑枣5枚。猪瘦肉洗净，切片；生地黄、枸杞子、黑枣（去核）洗净。把全部用料放入锅内，加清水适量，武火煮沸后，文火煲1小时，调味供用。此汤有滋阴养血、美发黑发之功效。对早衰属阴虚血燥，症见发白发枯，脸色不泽，口干渴饮，或便秘，或目赤肿痛，或头晕目眩疗效颇佳。

黑枣赤豆汤

黑枣（去核）10枚，赤豆、糯米各50克。煮粥加适量白糖食用。此汤具有补肾阳、补气血、防治冬天畏寒之功效。

黑豆，被誉为“乌发娘子”的补肾佳食

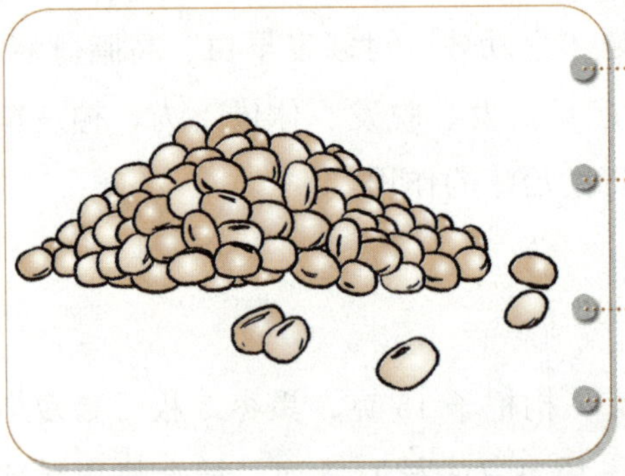

性味 味甘，性平

功效 活血，利水，祛风，清热解毒，滋养健血，补虚乌发

存放 干燥处

挑选 籽粒饱满圆润

黑豆，又名乌豆，为豆科植物大豆的黑色种子；味甘，性平，无毒；有活血、利水、祛风、清热解毒、滋养健血、补虚乌发之功效。《本草纲目》说：“黑豆补肾功多，故能治水、消胀、下气、制风热而活血解毒。”另外，黑豆还有“乌发娘子”的美称。用它制成的豆浆、豆腐等，是须发早白、脱发患者的食疗佳品。

现代医学研究显示，黑豆中蛋白质含量高达36%～40%，相当于肉类的2倍、鸡蛋的3倍、牛奶的12倍；黑豆含有包括人体必需的8种氨基酸在内的18种氨基酸；黑豆还含有19种油酸，其不饱和脂肪酸含量达80%，吸收率高达95%以上，除能满足人体对脂肪的需要外，还有降低血中胆固醇的作用。

黑豆中微量元素如锌、铜、镁、钼、硒、氟等的含量都很高，而这些微量元素对延缓人体衰老、降低血液黏稠度等非常重要。黑豆中粗纤维含量高达4%，常食黑豆，可以提供食物中粗纤维，促进消化，防止便秘发生。

黑豆适宜老人肾虚耳聋、小儿夜间遗尿者食用；适宜脾虚水肿、脚气、水肿者食用；适宜体虚之人及小儿盗汗、自汗，尤其是热病

后出虚汗者食用；适宜妊娠腰痛或腰膝酸软、白带频多、产后中风、四肢麻痹者食用。但小儿不宜多食。

黑豆腰子汤

黑豆 80 克，小茴香 5 克，杜仲 10 克，猪肾（猪腰）1 只。水煮至猪腰熟透为止，空腹时食猪腰及汤，每日 1 次，连吃 3 日。可治肾虚性腰痛。

黑豆狗肾汤

黑豆 100 克，黑狗肾 1 只，食盐适量。水炖至豆烂。每早空腹吃，每日 1 次，连吃 3～5 日即效。可以治疗肾虚耳聋或老年性耳聋。

黑豆乌鸡汤

黑豆 150 克，何首乌 100 克，乌鸡 1 只，红枣 10 枚，生姜、精盐各适量。将乌鸡宰杀去毛及内脏，洗净备用。黑豆放入铁锅中干炒至豆衣裂开，再用清水洗净，晾干备用。何首乌、红枣、生姜分别洗净，红枣去核，生姜刮皮切片，备用。加清水适量于锅，用武火烧沸，放入黑豆、何首乌、乌鸡、红枣和生姜，改用中火继续煲约 3 小时，加入精盐适量，汤成。此汤具有补血养颜、乌发之功效，久服可益精血，洁肌肤。

第五章

经穴养肾，身体里的养肾大药

命要活得长，全靠经络养。人体经络的每一个穴位都是保养身体、调治疾病的灵丹妙药，就看大家会不会找到并使用它们。在肾经上敲敲打打就能轻松养肾，而且没有不良反应。不仅如此，采摘那些长在肾经外的“野花”，也能强腰膝，固肾气，延年益寿。

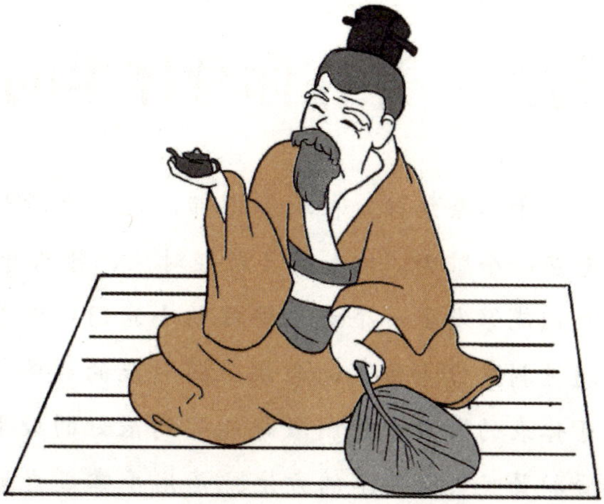

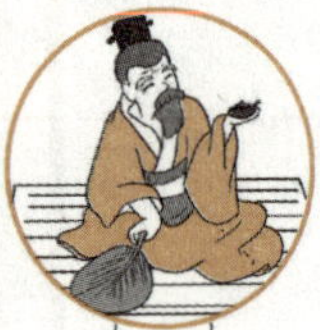

第一节

肾经，开在你身体里的养肾“药房”

十二条经脉，在人体内部，隶属于所对应的脏腑，每一条经脉对应一个脏腑，比如肝与肝经对应，肾与肾经对应。根据这一特点，我们能够发现一个养生保健的小窍门：保养人体内部的脏腑，可以通过刺激位于体表的与该脏腑对应的经络。比如说，保养肾，对位于体表的肾经进行刺激就能收到很好的效果。那么如何利用肾经养肾护肾呢？最简单的方法就是用手掌或者按摩锤之类的工具沿着肾经循行的大致路线拍拍、敲敲，对肾经起到刺激作用就可以了。当然，也可以充分利用肾经上的穴位，涌泉穴、太溪穴、然谷穴、大钟穴、复溜穴就是这类来自身体的养肾“大药”。

涌泉穴，肾精充足的“长寿大穴”

涌泉穴，肾经井穴。涌，外涌而出。泉，泉水。意指体内肾经的经水由此外涌而出体表，灌溉周身各处，故名。

主治肾虚型神经衰弱、精力减退、倦怠感、小便不利、大便难、头晕、眼花，以及高血压、糖尿病和怕冷症、肾病等。

【一按就灵】

用热盐水浸泡双侧涌泉穴。热水以自己能适应为度，加少许食盐，每日临睡觉前浸泡 15～30 分钟。然后盘腿而坐，用双手按摩或屈指点压双侧涌泉穴，力量以该穴位达到酸胀感为宜，每次50～100下。长年坚持，自然会增强肾功能，防治脱发、白发。

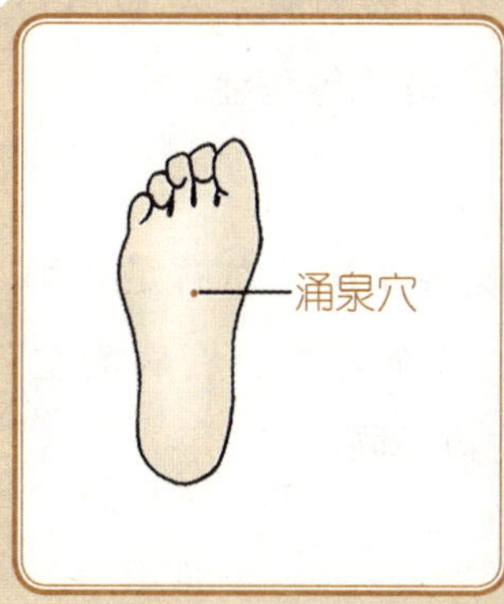

【精确定位】

在足底部，卷足时足前部凹陷处，约当2、3趾趾缝纹头端与足跟连红的前1/3与后2/3交点上。

【简易取穴】

取穴时，可采用正坐或仰卧，跷足屈趾，足底前1/3处凹陷处，按压有酸痛感即为该穴。

【养肾说明】

人有四根，即耳根、鼻根、乳根和脚根，其中以脚根为四根之本。涌泉穴为起始于足底的肾经第一穴。不仅对肾病具有防治作用，同时还是人体养生、防病、治病、保健的大穴，常按可以增强体质，使人体精力旺盛。

太溪穴，长在身体里的“壮阳药”

太溪穴，肾经腧穴、原穴。太，大。溪，溪流。意指肾经水液在此形成较宽大的浅溪，故名。

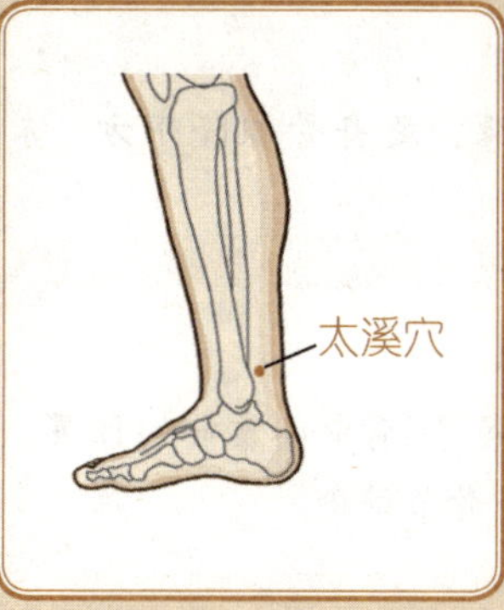

【精确定位】

在足内侧，内踝后方，当内踝尖与跟腱之间的凹陷处。

【简易取穴】

取穴时，正坐垂足，在足踝尖与足跟腱（足跟大筋）水平连线的中点按揉，酸痛胀最明显的地方即为该穴。

主治肾虚引起的遗精、阳痿、小便频数、腰脊痛、下肢厥冷、齿痛、耳聋、耳鸣、气喘、月经不调、失眠、健忘等病症。

【一按就灵】

用拇指指腹由上往下刮此穴，每日早晚各 1 次，左右足各刮 2 分钟左右即可。需要说明的是，按摩讲究“左病治右，右病治左”。如果左太溪穴感觉很痛，说明右肾有疾，右边类同。

【养肾说明】

太溪穴为足少阴之原穴，足少阴肾经气血通过该穴向外传输。故此穴既可益阴，又能补阳。中医认为肾开窍于耳，肾的精气上通耳窍，耳的听觉与肾精气盛衰有密切的关联。肾精气充沛，则听觉敏捷。所以，老年人常按此穴可以防治耳鸣、听力减退等病症。

然谷穴，远离遗尿、遗精及糖尿病

然谷穴，肾经荥穴。然，同燃。谷，两山所夹空隙。意指肾经外涌的地部经水在此大量气化，经水如同被燃烧蒸发一般，故名。

主治遗精、阳痿、小便不利、泄泻、下肢痿痹、胸胁胀痛、咳血、月经不调、阴挺、阴痒等症。

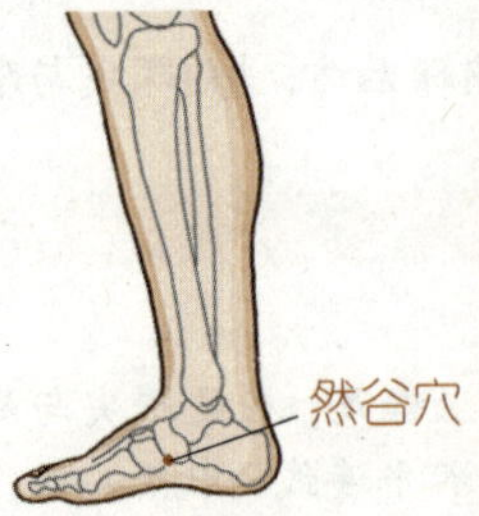

【精确定位】

在足内侧缘，足舟骨粗隆下方，赤白肉际。

【简易取穴】

脚内侧，足弓弓背中部靠前的位置，可以摸到一个骨节缝隙。

【一按就灵】

用拇指用力往下按，按下去后马上放松。穴位周围乃至整个腿部的肾经上都会有强烈的酸胀感，但随着手指的放松，酸胀感会马上消退。等酸胀感消退后，再按上面的方法按，如此重复10～20次。

【养肾说明】

然谷穴是升清降浊、平衡水火的首选穴位，对肾水充盈很有帮助，有专治阴虚火旺之力。而且然谷还含有“燃烧谷物”的意思，可以增强脾胃功能，促进胃里食物更好消化。因此，推拿然谷，可以让人很快产生饥饿感，同时还能治疗过度饮食后的不适。

大钟穴，通调二便、强腰壮骨的要穴

大钟穴，肾经络穴。大，巨大。钟，古指编钟，其声浑厚洪亮。意指肾经经水在此如瀑布从高处落下流落低处，如瀑布落下一般，声如洪钟，故名。

主治腰脊强痛、痴呆、嗜卧、足跟痛、大小便不利、月经不调等症，肾精上注于脑，还能起到醒神健脑的作用。

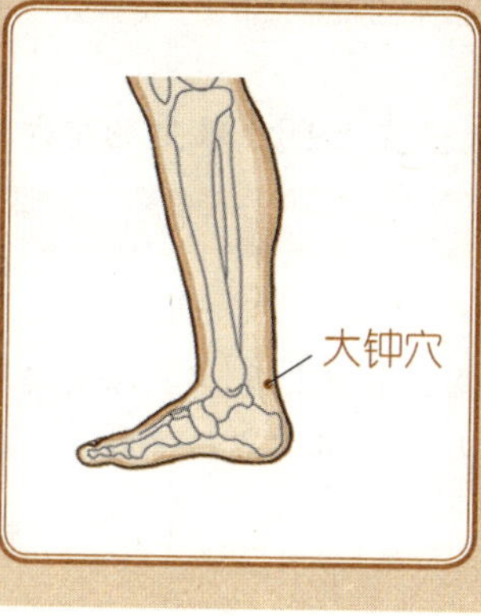

【精确定位】

在足内侧，内踝下方，当跟腱附着部的内侧前方凹陷处。

【简易取穴】

正坐或仰卧位，平太溪下0.5寸，当跟腱附着部的内侧凹陷处取穴。

【一按就灵】

用指腹按住此处6秒钟，然后慢慢松开，如此反复按压，不拘时做。配郄门穴可以治疗惊恐畏人、神气不足；配太溪、神门治心肾不交之心悸、失眠；配行间治虚火上炎之肾虚易惊；配鱼际治虚火上炎之咽痛。

【养肾说明】

大钟穴为肾经上的穴位，我们刺激此穴，就可以补充肾气。肾气足了，气化功能就会增强，精上注于脑，大脑和小脑的功能也会增强，我们就会才思敏捷、心灵手巧。此外，大钟穴为肾经的络穴，即联络之穴，意思是它像一座桥梁可以沟通表里两经。肾与膀胱相表里，又与膀胱相通，所以大钟穴还同时具有调节肾经和膀胱经的作用。

复溜穴，敲敲打打保肾一方平安

复溜穴，肾经经穴。复，再。溜，悄悄地散失。意指肾经的水湿之气在此再次吸热蒸发上行，气血的散失如溜走一般，故名。

主治泄泻、水肿、盗汗、腰脊强痛、腿肿、足痿等症。

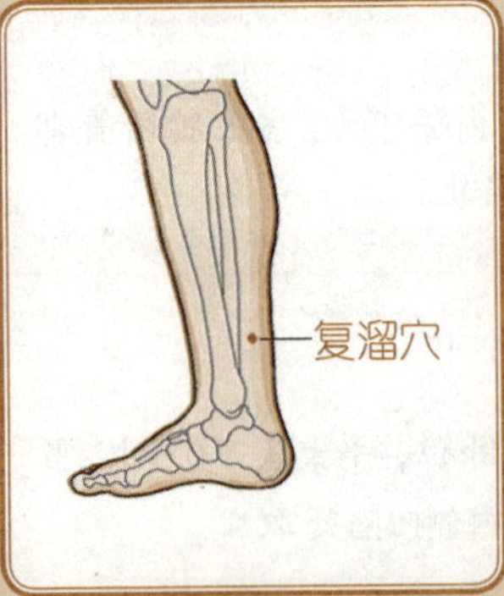

【精确定位】

在小腿内侧，太溪直上2寸，跟腱的前方。

【简易取穴】

正坐或仰卧，先取太溪(足内踝尖与跟腱连线中点)，于其直上2寸，当跟腱之前缘处即是该穴。

【一按就灵】

将拇指腹按在复溜穴处，食指放于适当部位，对拿左右侧复溜穴各 36 次为一遍，交替揉拿至局部有温热感为宜。

【养肾说明】

复溜穴有补肾滋阴、利水消肿、改善肾功能的作用，不仅如此，复溜穴还是治疗水液失调的要穴，掌管着“二便”。现在有很多老年人，半天解不出小便来，其实是肾气不足的原因，气血没有力气往下走，不能进行全身循环，实现不了全身物质的交换，这些问题都可以通过按摩复溜穴解决。

第二节

肾经外的其他6个养肾大穴

养肾、护肾不能仅仅局限在肾经之上，还有很多补益肾气大穴，比如，关元穴是贮藏精血的“阀门”；气海穴是人体生命动力的“元阳之本”；肾俞穴是振奋人体正气的要穴；命门穴是强腰膝名副其实的“门户”；而足三里则是胜吃老母鸡的补药。此外，三阴交，更因为三阴经交汇而成为保健名穴。

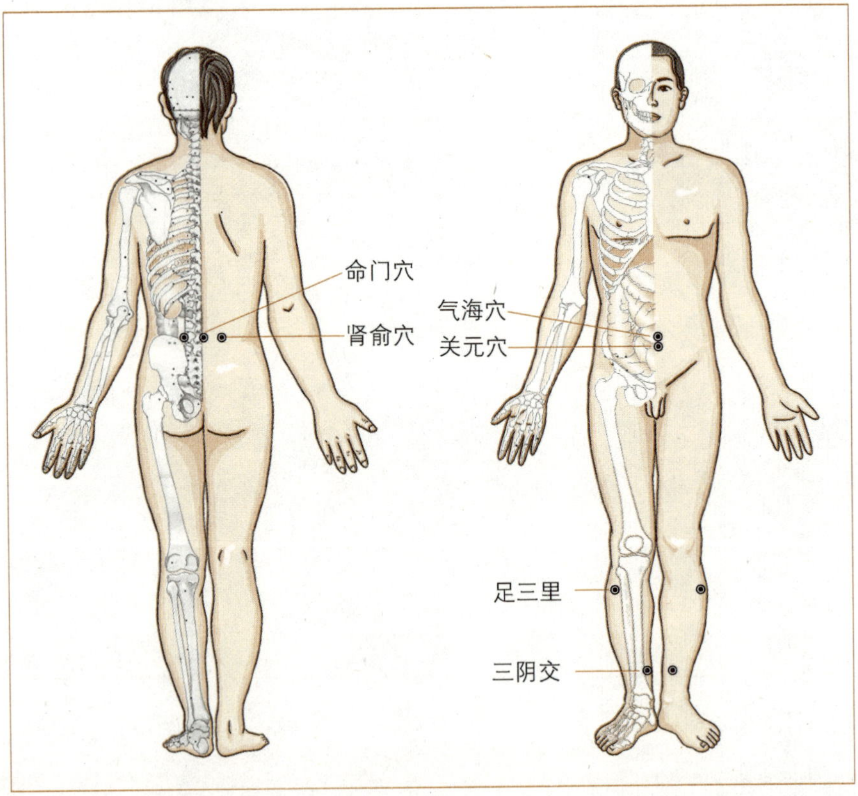

关元穴，男子藏精女子蓄血的“阀门”

关元穴，足三阴、任脉之会。关，关卡。元，元首。意指任脉气血中的滞重水湿在此被冷降于地，只有小部分水湿之气吸热上行，如同天部水湿的关卡一般，故名。

主治虚劳冷惫、小便不利、尿频、尿闭、遗精、白浊、阳痿、早泄、恶露不止、胞衣不下等病症。

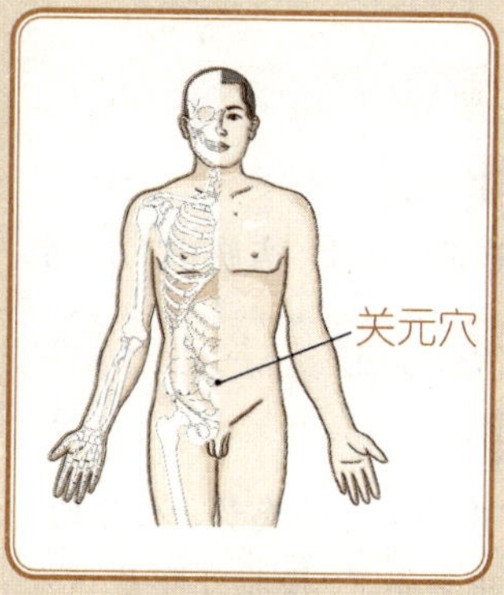

【精确定位】

在下腹部，前正中线上，当脐中下3寸。

【简易取穴】

取仰卧位，在下腹部，正中线上，肚脐中央向下4横指处即为该穴。

【一按就灵】

将五指略翘起，用温热的掌心对准关元穴轻轻去摩，注意不要用力去按，一直做到丹田里面出现温热感。老年人、体质虚弱的人、元气不足的人这个感觉会慢些。如果配上中极、命门、三阴交还可以辅助调治男子不育症、阳痿、遗精、早泄、尿频、尿闭、遗尿（肾阳虚衰）等症。

【养肾说明】

一个人生长、发育得好不好，体质好不好，关键是看他的先天元气。禀受于父母的叫做先天的肾气，呼吸当中的叫做呼吸之气，通过脾胃消化而来的叫做水谷精微之气。这些气最后都要汇聚在一起，下沉于丹田，这就是元气了。关元穴是关藏全身元气的住所，经常用劳宫穴按摩关元穴，能够补先天元气，抵御邪气，提高免疫力。

气海穴，人体生命动力的“元阳之本”

气海穴，任脉。气，气态物。海，大。意指任脉水气在此吸热后气化胀散而化为充盛的天部之气，本穴如同气之海洋，故名。

主治大便不通、遗尿、遗精、阳痿、疝气、月经不调、痛经、脏气虚惫、形体羸瘦、四肢乏力等病症。

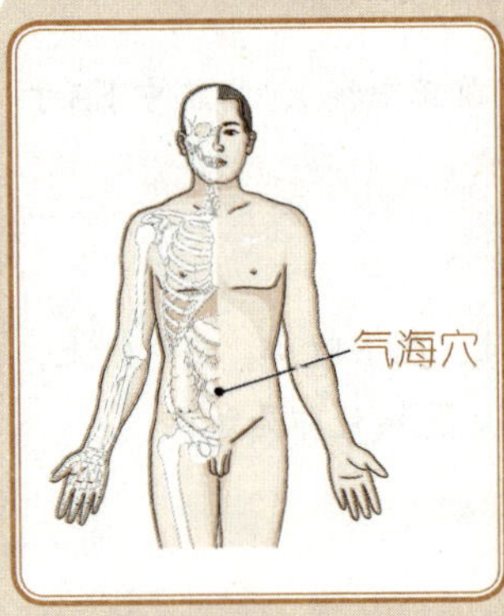

【精确定位】

在下腹部，前正中线上，当脐中下1.5寸。

【简易取穴】

取穴时，可采用仰卧的姿势，人体的下腹部，肚脐中央向下2横指处即是该穴。

【一按就灵】

刺激此穴时，要与呼吸相结合，先排空大小便，换上宽松的衣服，放松腹部。然后用手抵住气海，慢慢用力下压，同时深吸一口气，缓缓吐出，6秒钟之后，再恢复自然呼吸，如此不断地重复，可以很好地填精补肾，让人每天都有饱满的精力。或以右掌心紧贴于气海的位置，照顺时针方向分小圈、中圈、大圈，按摩100～200次。再以左掌心，用逆时针方向，如前法按摩100～200次，按摩至有热感。

【养肾说明】

百川归大海，人身之中，诸气会聚才能享有“气海”的美誉。

古代医家对气海穴的作用也是十分重视的，认为丹田之气由精产生，气又生神，神又统摄精与气。精是本源，气是动力，神是主宰，丹田（气海）内气的强弱，决定了人的盛衰存亡。因此，常按气海穴可收到益肾壮阳、增补元气的功效。

肾俞穴，振奋人体正气的要穴

肾俞穴，肾的背俞穴（每一个脏腑都有一个专用的补虚的穴位和一个专用的泻实的穴位，补虚的穴位就是俞穴，泻实的穴位就是募穴）。肾，肾脏。俞，输。意指肾的寒湿水气由此外输膀胱经，故名。

主治遗尿、遗精、阳痿、月经不调、水肿、耳鸣、耳聋、腰痛。

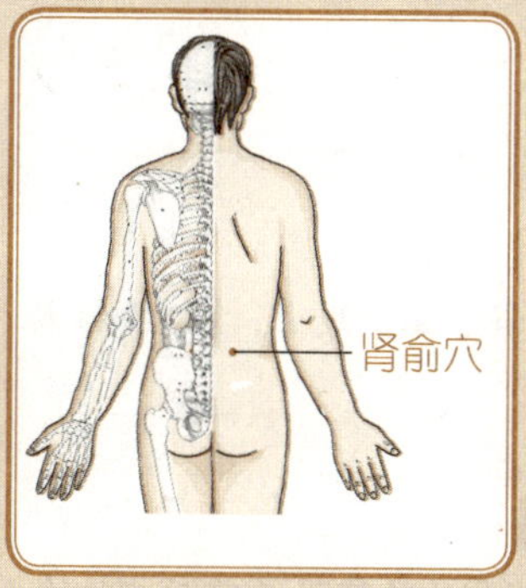

【精确定位】

在腰部，当第2腰椎棘突下，旁开1.5寸。

【简易取穴】

人体背部与肚脐眼正对的位置就是第2腰椎，在第2腰椎棘突下向左或者向右量取1.5寸(中指、食指并拢后的宽度)就是该穴。

【一按就灵】

双掌摩擦至热后，将掌心贴于肾俞穴，如此反复3～5分钟；或者直接用手指按揉肾俞穴，至出现酸胀感，且腰部微微发热。此方法适合所有的人，不仅用脑多、不爱动的人应该经常做一做。中老年人经常做，对养生也大有帮助。

【养肾说明】

肾俞穴是背俞穴之一。背俞穴是五脏六腑之精气输注于体表的部位，是调节脏腑功能、振奋人体正气的要穴。《类经》中说："十二俞皆通于脏气。"背俞穴都分布在腰背部膀胱经上，各脏腑的背俞穴与相应的脏腑位置基本对应。肾俞穴所处的位置与肾所在部位也是对应的，为肾之气输通出入之处。因此，肾俞穴对于肾的功能有着非常重要的保健作用。

命门穴，强腰膝、固肾气的"门户"

命门穴，督脉。命，人之根本。门，出入的门户。意指脊骨中的阴性水液由此外输督脉，本穴外输的阴性水液有维系督脉气血流行不息的作用，为人体的生命之本，故名。

主治虚损腰痛、遗尿、尿频、泄泻、遗精、阳痿、早泄、头晕耳鸣、惊恐、手足逆冷。

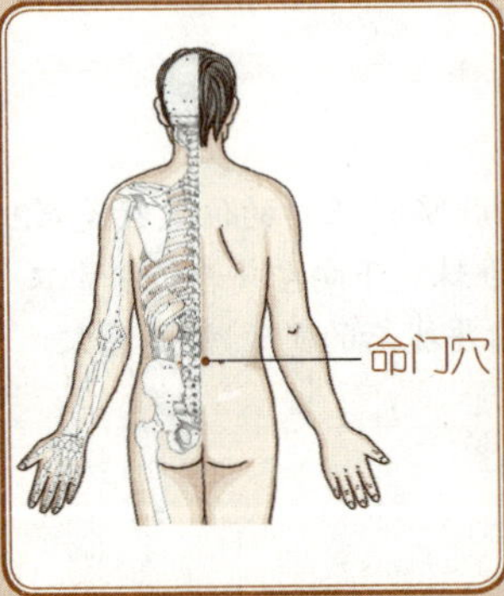

【精确定位】

在腰部，当后正中线上，第2腰椎棘突下凹陷中。

【简易取穴】

命门穴和我们的肚脐眼是前后相对的，因此，以肚脐为中心围绕腰部做一个圆圈，这个圆圈与背后正中线的交点处就是该穴。

【一按就灵】

利用手掌心命门穴和肾脏位置进行摩擦，直到发热为佳，接着再用擦热后的手掌盖在两个肾脏所在位置上，意念停留在命门穴上，保持 10 分钟左右即可。

【养肾说明】

命门穴的养肾功能包括养肾阴和养肾阳两方面。中医认为命门蕴藏先天之气，内藏真火——人体的阳气，火衰的人会出现四肢清冷、五更泻的问题，睡觉时也总是不暖和。经常按摩命门穴可强肾固本，温肾壮阳，强腰膝，固气，能治疗腰部虚冷疼痛、遗尿、腹泻，男性遗精、阳痿，以及女性的虚寒性月经不调、习惯性流产等证，并能延缓人体衰老。

足三里穴，养肾补肾的保健大穴

足三里穴，足，指穴所在部位为足部，别于手三里穴之名也。三里，指穴内物质作用的范围也。该穴名意指胃经气血物质在此形成较大的范围，本穴物质为犊鼻穴传来的地部经水，至本穴后，散于本穴的开阔之地，经水大量气化上行于天，形成一个较大气血场，如三里方圆之地，故名。

主治胃痛、呕吐、噎嗝、腹胀、泄泻、痢疾、便秘、乳痈、肠痈、下肢痹痛、水肿、癫狂、脚气、虚劳羸瘦。

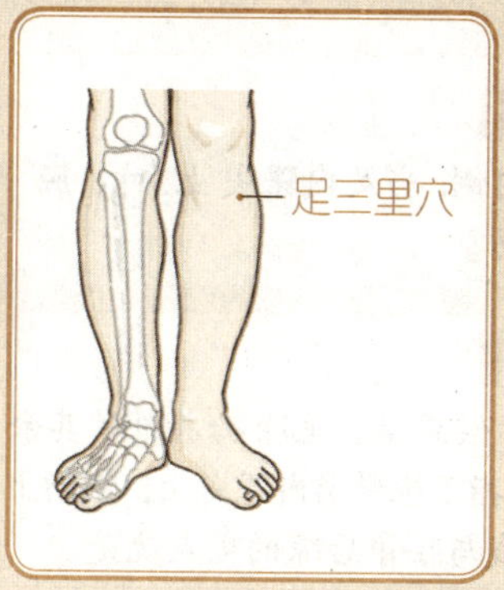

【精确定位】

在小腿前外侧，当犊鼻下3寸，距胫骨前缘一横指(中指)。

【简易取穴】

取站姿，把手张开，虎口围住同侧髌骨上外缘，其余四指向下，中指指尖所指之处就是足三里穴。

【一按就灵】

刺激足三里穴的方法除了用手进行按揉外，也可以用一个小按摩锤之类的东西进行敲击，力量以产生酸胀感为宜，每次 5～10 分钟便可。

【养肾说明】

肾为“先天之本”，脾胃为“后天之本”。按摩足三里穴能够促进气血运行，起到温中散寒、健脾补胃的作用，对五脏六腑有充养作用。而肾的精气有赖于水谷精微的培育和充养。所以，要想肾安康，必须脾胃调和，以达到补益气血、扶正培元的作用。

三阴交穴，三阴经交汇的养生名穴

三阴交，足太阴、少阴、厥阴经交汇穴。三阴，足三阴经。交，交汇。意指足部的三条阴经中气血物质在本穴交汇，故名。

主治遗精、阳痿、遗尿、疝气、失眠、冠心病、中风及其后遗症等病症。此外，妇女一切经、带、胎、产病症，均可按摩三阴交穴，可收祛病健身效果。

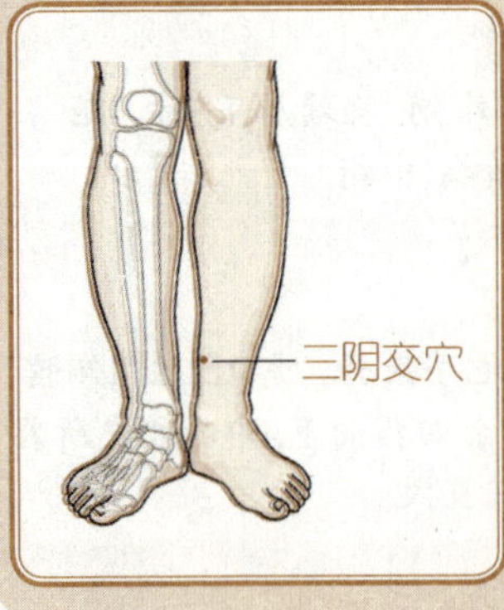

【精确定位】

在小腿内侧，当足内踝尖上3寸，胫骨内侧缘后方。

【简易取穴】

取穴的时候正坐，把除拇指外的其余四指并拢，小指下缘紧靠内踝尖上，食指上缘所在水平线与胫骨后缘的交点就是。

【一按就灵】

每天晚上5～7点，肾经当令之时，用力按揉每条腿的三阴交穴各15分钟左右，能促进人体气血畅通，使得面色红润，睡眠踏实，成就紧致肌肤。

【养肾说明】

此穴为足太阴脾经、足少阴肾经、足厥阴肝经交汇之处，因此应用广泛，除可健脾益血外，也可调肝补肾、安神之效，帮助睡眠。

第六章

运动养肾，轻松健肾一箩筐

生命在于运动，但健康人该怎么运动才能远离肾病侵袭，肾病患者又该如何在轻松的运动中找到强身且强肾之法。在教给你几种适合老人也适合懒人的健肾功之后，再为你推荐几种日常运动，闲庭信步，轻轻松松就能养肾、护肾，终至无病一身轻。

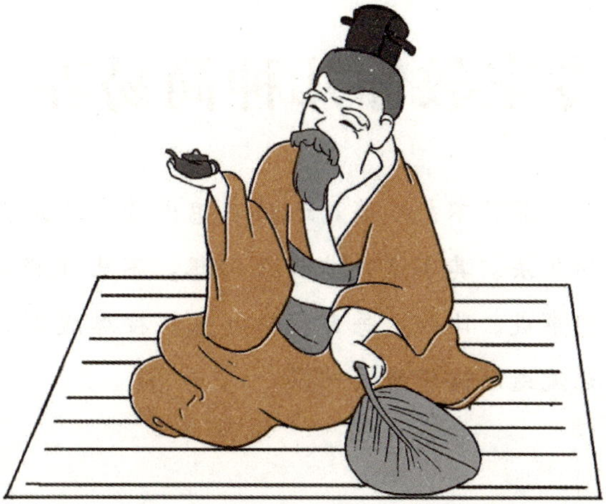

第一节

专家教你几种简易养肾功

养肾不想吃药，运动不想出汗，这是很多想强肾还想偷懒的人的想法。其实这并非什么幻想，不出汗轻松做做“养肾功”就能心想事成。比如，每天拉拉耳朵，按摩腹部，搓搓腰背，泡泡脚就能让流逝的健康慢慢回笼。

拉耳益肾功，每天 5 分钟健肾也轻松

身体很好的人，生病准是大病；但经常生病的人，却不得大病。这是什么道理？越是认为身体好的人越不注意自己的健康，有点问题也总认为扛一扛就过去了，但经常得病的人反而自我保护意识增强，身体要有什么风吹草动就会马上去看医生，看是不是什么疾病的先兆。

45 岁的老赵生活上不拘小节：大鱼大肉从不离嘴，一年四季从来不喝热水，夏天睡在自家阳台的地板上……他自小身体就很好，平时连感冒都很少得，朋友、邻居个个羡慕不已。但是去年冬天他突然感到头痛乏力，开始也没有在意，但是随着时间的推移又出现了恶心、厌食、烦躁不安、肌肉颤动、抽搐，甚至昏迷等症状，结果到医院检查为尿毒症。

越是身体好的人，越该注意，老赵身体自小就好，说明先天的肾气很充足，也正是因为这样，他不注意保养肾气，使得仅有的肾气不断排出，却不补充，当肾气不足时，身体就会出毛病，而且往

往会出大问题。大家知道，用汽车要不断给它加油，还要定期把汽车放到检修厂去检修，才能延长它的使用寿命。我们的肾和汽车一样，不管先天的肾气是不是充足，都要不断地给它“加油、检修”。

中医学认为：肾主藏精，开窍于耳，医治肾疾病的穴位有很多在耳部。所以经常摩耳可起到健肾养身的作用。下面教大家一些具体的小方法，一天之中抽出3～5分钟就可以使自己的肾气更加充足！

❶ 搓耳轮法

具体做法：双手拇指、食指沿耳轮上下来回推擦，每天早晚各1次，每次50下，但以耳朵局部有烘热感为宜。此法有健脑、强肾、聪耳之功，可防治阳痿、便秘、腰腿痛、颈椎病、胸闷、头痛等症状。

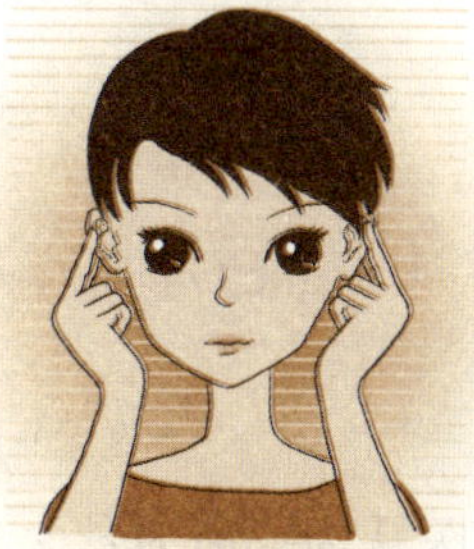

❷ 全耳按摩法

具体做法：双手掌心摩擦发热后，向后按摩双耳正面，再向前反折按摩背面，反复数次。也可以采用四指张开，前后扫耳的方式，都具有疏通经络之功效，对肾及全身脏器均有保健作用。

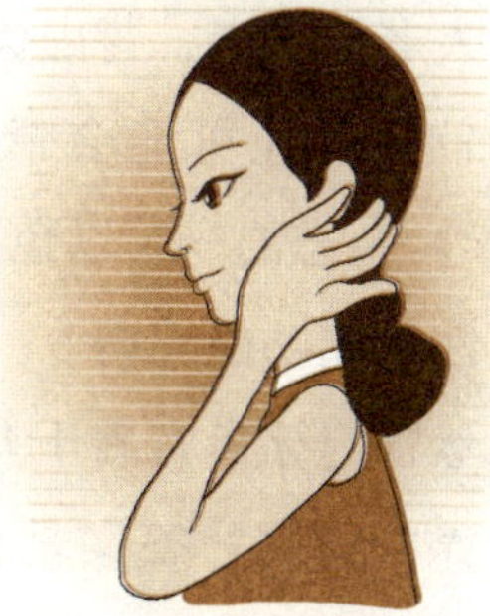

❸ 提拉法

此法分两种，即耳垂和耳尖。

提拉耳垂的具体做法：双手食指放屏内侧后，用食指、拇指提拉耳屏、耳垂，自内向外提拉，手法由轻到重，牵拉的力量以不疼痛为限。此法可防治头痛、头昏、神经衰弱、耳鸣等疾病。

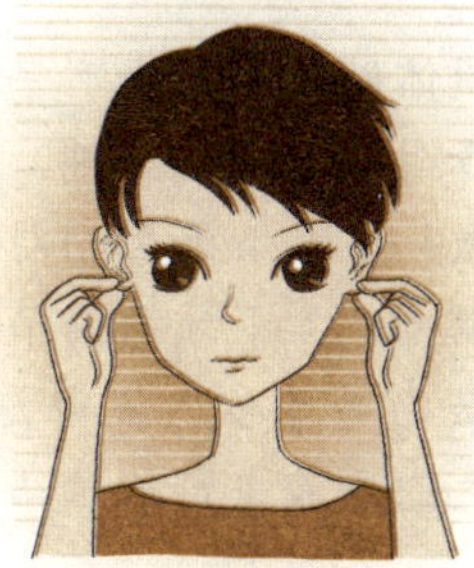

❹ 提拉耳尖法

提拉耳尖的具体做法：双手拇指、食指夹捏耳部尖端，向上提揪、揉捏、摩擦至局部发热发红。此法有镇静、止痛、清脑明目、退热、养肾等功效，可防治高血压、失眠、咽喉炎。

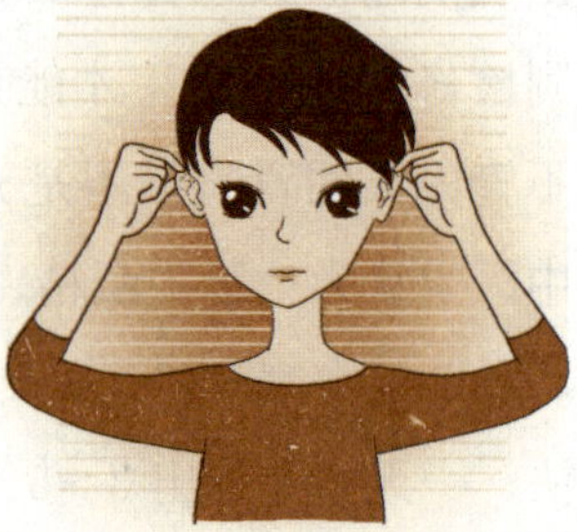

叩齿吞津功，肾虚齿松天天把牙动

中医认为，齿为骨之余，肾的功能和牙齿的健康有着密切的关系，也就是说人的衰老与肾功能有着非常重要的关系，所以我们才会说“人老齿先衰，肾虚齿松软”。研究表明：牙松齿落已不仅仅是口腔的问题，还可能会牵连肾，导致房事不举。近期发表在美国《性医学》杂志的一项以色列学者的调查研究显示，慢性牙周病可能导致男性勃起功能障碍。

既然肾与牙齿有着千丝万缕的联系，是不是我们经常锻炼牙齿就可以养护肾呢？答案是肯定的。中医用补肾益髓防止钙的流失，以达到延缓衰老、养肾固齿的最终目的。该怎么做才是对牙齿的锻炼呢？其实叩齿是从古代流传下来的一种强身固精的方法。

具体做法： 每天下午酉时，肾经当令时，抽出几分钟，眼平视前方或微闭，上下牙齿相对，舌尖轻顶上腭部，上下牙齿有节律、有意识地敲击数十次。值得注意的是，叩齿生的唾液是肾的精华，所以要咽下。

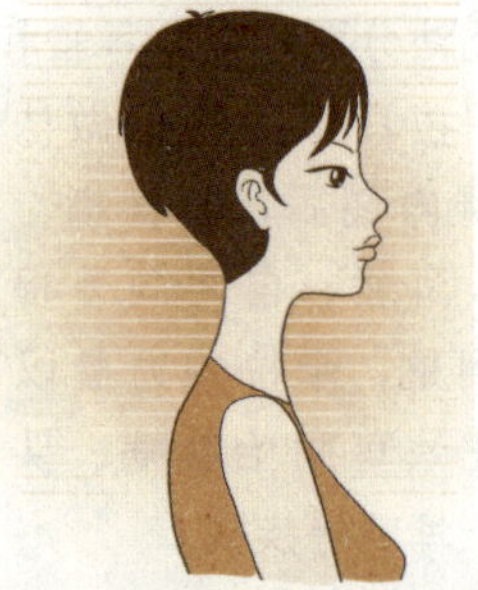

在此基础上，原贵阳中医学院教授李昌源，年近八旬依然耳聪目明，齿坚发茂，这就得益于他每天都要练习“六字气诀”，据称是根据叩齿保健法改编的。

具体做法：起床洗脸洁面，排空大小便后，选择空气流通之处，掌心向内贴于肚脐上，全身放松，用鼻子吸气，口呼气，呼气时分别按“嘘、呵、呼、呬、吹、嘻”发声的口形呼气，但是不出声。一吸一呼为 1 次，共练 24 次。无声读字呼气完毕后，再叩齿 24 次。牙齿的衰老往往是肾气不足所致，六字气诀中的“吹”字，主要是养肾。

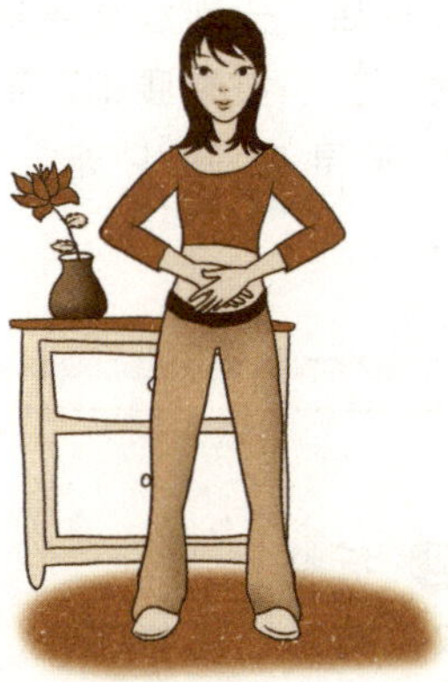

除了上面介绍的叩齿吞津之外，日常生活中还要注意的是，排小便时尽量前脚趾用力着地并咬住牙齿，也可以保肾气。

壮腰功，小动作有大疗效

中医认为，腰为肾之府，肾主骨生髓。腰部两肾之间为脊柱，全赖于肾气的滋养，并且脊柱亦是骨，因此，腰的好坏与肾的关系是非常密切的。俗话说：“肾虚则腰惫矣。”劳累太过，或年老体衰，或房事不节，以致肾精亏损，筋脉失于濡养，人体就会出现腰椎间盘突出症等。

所以，历来人们都非常重视腰部的保健和锻炼，以刺激肾，起到壮腰强肾的作用。当然，锻炼的方法也不少，无非是通过松胯、转腰、俯仰等运动，来疏通腰部的气血运行，起到健肾强腰的作用。

下面就介绍几种效果可靠也简便易行的锻炼方法。

❶ 搓腰

松开腰带，宽衣，两手掌对搓至手心热后，分别放至腰部，手掌向皮肤，上下按摩腰部，至有热感为止。可早晚各 1 遍，每遍约 200 次。

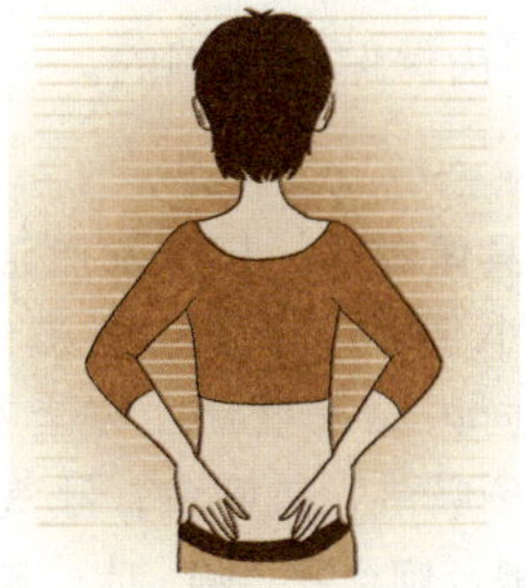

❷ 折腰

双手叉腰，调匀呼吸，两腿站立，与肩同宽，然后稳健地做腰部充分的前屈和后伸各5～10 次。运动时要尽量使腰部肌肉放松，年轻人运动时，在保证安全的情况下，可努力将身体“对折”。

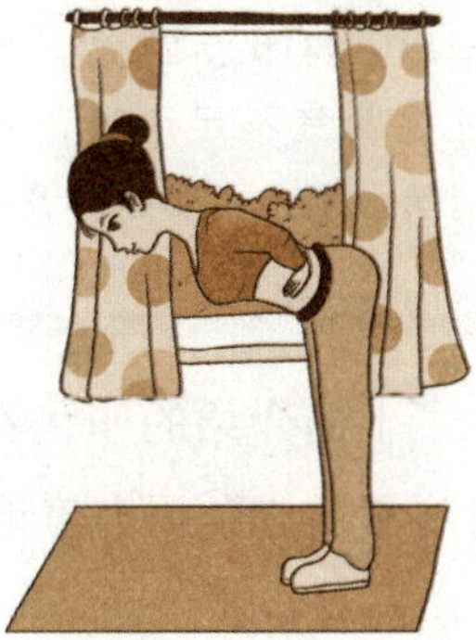

❸ 转腰

双手叉腰，调匀呼吸，两腿开立，稍宽于肩。以腰为中轴，先按顺时针方向做转胯运动，再按逆时针方向做同样的转动，速度由慢到快，旋转的幅度由小到大，如此反复各做 10～20 次。在做的过程中一定要注意保持上身的直立状态，腰随胯动，但身体不要过分地前仰后合。

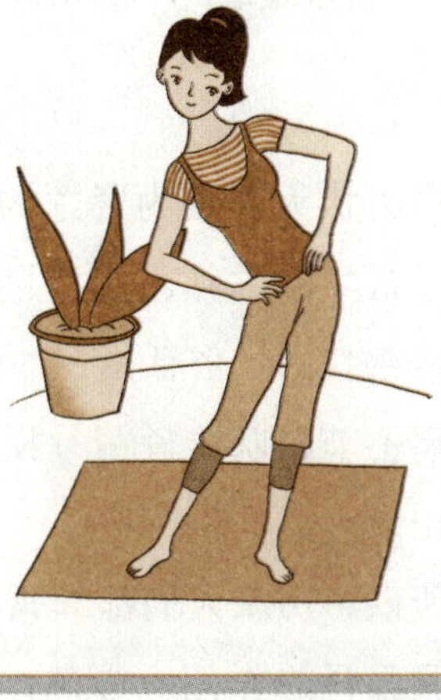

4 拱腰

仰卧床上，双臂置于体侧，调整呼吸。吸气，曲双膝，脚跟尽量接近臀部；呼气，双手抱脚踝，缓缓地把臀部抬高，身体如拱桥状，保持30秒钟，自然地呼吸；慢慢呼气，臀部落下还原到仰卧姿势。每次可锻炼5～10次。如果手够不到脚踝，可以让双手平放在身体两侧。

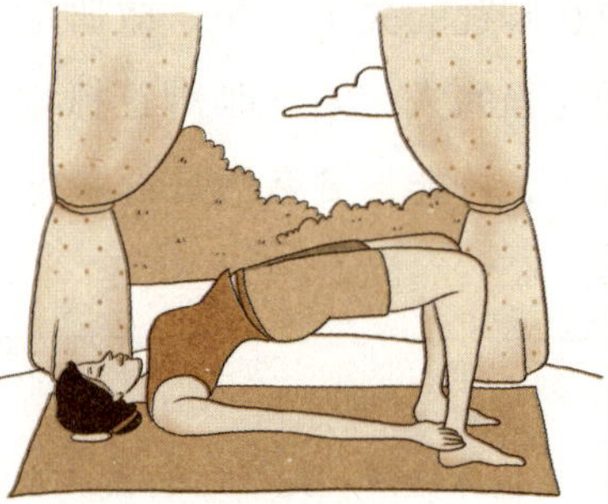

5 搓腰部

腰部有督脉之命门穴，以及足太阳膀胱经的肾俞、气海俞、大肠俞等穴，搓后感觉全身发热，具有补肾纳气、温肾强腰、舒筋活血之功效。

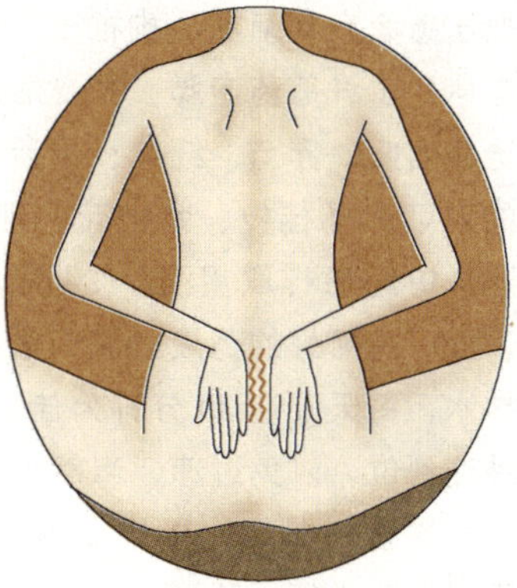

健足功，健肾之道始于"足"下

中医经络学说认为，脚底是各经络起止的会聚处，脚背、脚底、脚趾间汇集了很多穴位。经常进行足部按摩，使诸多穴位受到不同程度的热力刺激，从而帮助人体内环境得到调节与平衡，提高免疫功能，达到调理脏腑、舒经活络的功效。具体说来，如脚面属于胃经，足底涌泉穴连着肾经，足大脚趾外侧属于脾经，小脚趾外侧属于膀胱经。胃的经络通过脚的第二趾和第三趾之间，胃经络的原穴也在脚趾的关节部位，故脚的二趾、三趾粗壮有弹性。另外，胃肠功能强的人，站立时脚趾抓地也很牢固。所以，那些走路经常摔倒的人，可能需要考虑是否胃肠功能虚弱。

❶ 泡脚养肾

具体做法：先取适量温水放置于脚盆之中，水温以脚部感觉舒适为准，也可遵医嘱在水中加入适量的中药方剂（一般说来，气虚的人可选用党参、黄芪、白术等补气药。高血压患者宜将菊花、枸杞子、桑枝、丹参等与冰片少许煎药泡脚；需要活血补肾的人可选择当归、赤芍、红花、川断等；皮肤干燥的人可选择桂枝、金银花、红花等中药。将这些中药每样取用 15～20 克，用沙锅煎煮，然后将煎好的药液去渣倒进桶里，再加入热水，每天浸泡 30 分钟为佳）。水不要一次性注到位，以免过凉，当然如果能换水则可一次性没过脚踝，双脚浸泡 15 分钟，后用手或热毛巾擦干即可。每晚洗毕后半小时内上床就寝为佳。

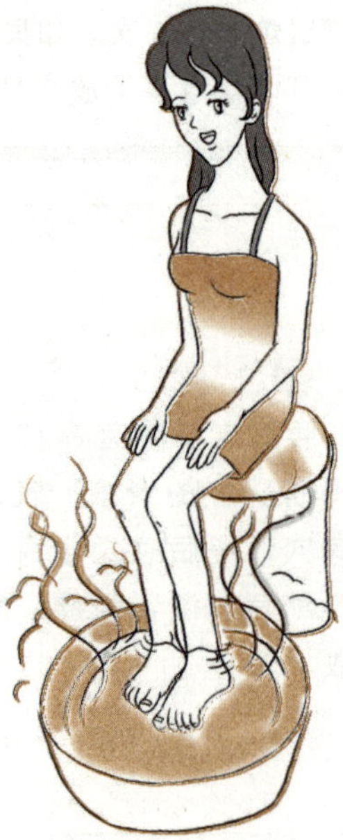

❷ 搓脚养肾

具体做法：每天坚持搓脚心 1～2 次，每次左右脚心各搓 100 下。也可以脱掉鞋，把一个网球大小的球状物顶在脚心，来回滚动一两分钟，有助于防止足弓抽筋。

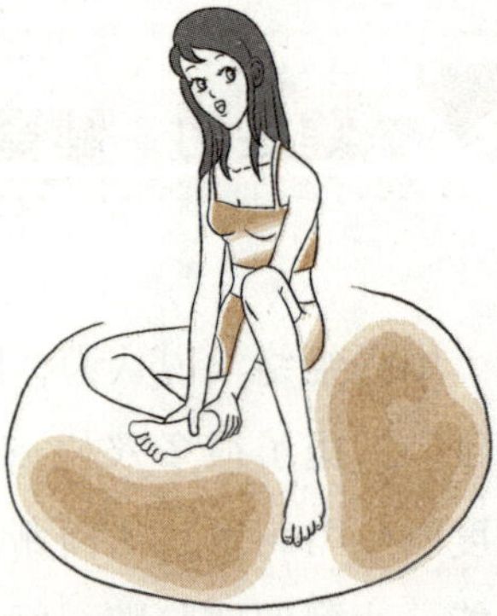

③ 晒脚养肾

具体做法：脱掉鞋袜，将两脚心朝向太阳晒20～30分钟，让阳光中的紫外线直射脚心，这就像在足底为自己安装了一个电子装置一般，可以很好地促进全身代谢，加快血液循环，提升内脏器官的活力，补益肾气。

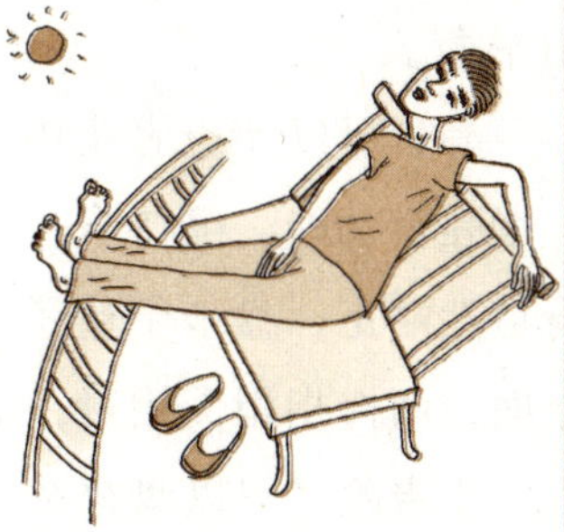

转头操，既养肾又防病的简易运动

肾虚的朋友不妨每天多练习转头操，对肾脏有一定的保健作用，对其他疾病的治疗也有很好的辅助效果。转头可以疏通头部血脉，让人神清气爽，而且对颈椎病、肾病综合征、肾虚等症都能起到一定治疗效果。

左右睡枕法。患者双脚分开，与肩同宽。身体站直，双手叉腰，拇指向后，眼睛平视前方。身体保持不动，头慢慢向左倾倒至最大限度，双腿伸直，同时呼气。将头慢慢竖起，脚趾抓地，同时吸气，做5次左右。然后，头向右倾斜，动作与左倾时相同。

仰卧天地法。患者两脚分开站立，双掌相叠在肚脐下小腹处，双眼平视远方。身体保持不动，头慢慢低垂，下颚尽量触及胸骨，背脊尽量挺直，同时呼气。头慢慢仰至最大限度，双脚脚趾抓地，收腹提肛。

按膝静坐法，补肾静心的好办法

对于身体比较虚弱的肾病患者来说，经常做手按膝部静坐法，可以有效缓解体虚气短症状，有利于肾病患者上下相通、阴阳平衡。

静坐可以使患者集中注意力、心平气和，不但能祛病强身，还能增强肾功能，维持身体的阴阳平衡。患者在练习静坐时要保持上身自然端正，盘坐于垫子上，双手放在膝部，也可将左掌放在右掌上面，两拇指指尖相对，放在腹部肚脐之下。

患者除了可以盘坐外，还可以采用平坐的方式练习，身体端坐在凳子上，两腿自然分开，与肩同宽，膝关节弯曲呈直角，双脚平行着地，脚底踏平。

手按膝部静坐法是医疗保健的重要方法之一，它可借助手心劳宫穴的热度，促使膝部经脉温暖畅通，并使热量传至足部的涌泉穴。如此循环调息、调心，可促进肾脏运动，以起到壮腰强肾的功效。

倒立，舒缓压力的强肾壮腰功

倒立是很多年轻人喜欢的一种健身方法，对补肾也有很大帮助。身体素质较好的肾病患者，可以考虑采用这种方法辅助恢复肾健康。在站立的时候，身体的骨骼、内脏和血液循环系统在地球引力的作用下，产生下坠的负重作用，易导致肾衰竭等疾病；而倒立时，身体各关节、器官等所承受的压力发生了改变，肾脏肌肉的紧张度也发生了变化，对肾健康有较大的帮助。

倒立的具体做法是，将身体直立，左脚向前迈出一步，膝盖自然弯曲。双手着地，右腿充分伸展；头顶着地，左腿向后伸直使两腿并拢；用脚尖慢慢地移动，先向左侧移动90°，腰部要向相同的方向提高再放下；往右移动90°，到达定位后，再向相反的方向重复前一个动作。

需要提醒的是，初次尝试倒立的朋友，最好身边能有人辅助进

行，以免发生意外，使骨骼挫伤；其次，还要注意头和手要始终固定在同一位置上，而且做完此动作后不宜马上休息，一定要在室内

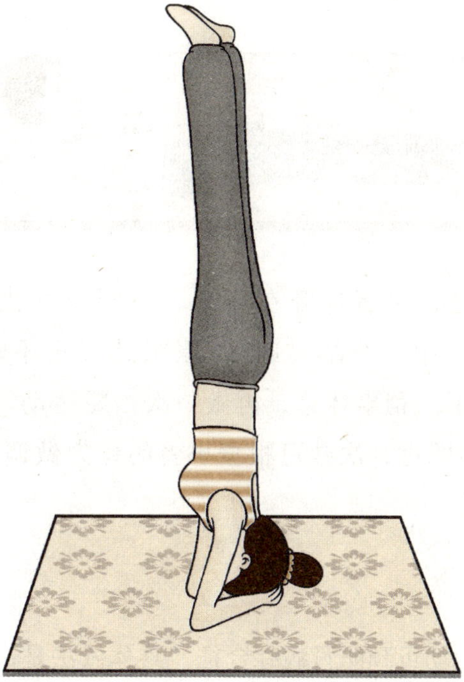

走动10～15分钟后；再行休息，避免因心脏不适而导致血压升高。此外，一般饭后2小时内或喝水过多时不宜进行倒立，容易引起胃肠不适、呃逆、头晕等症状。

仰卧运动，预防肾病的小妙方

预防肾病的运动方法很多，仰卧运动就是其中的一种。

1. 仰卧起坐

仰卧起坐是预防肾下垂的好办法。患者仰卧在床上，两臂自然

放松置于身体两侧。头向上抬，腹部用力使身体坐起来，再躺下去。初次做仰卧起坐的患者，可借助双臂的力量。在早上起床后或晚上睡觉前，反复做 10～15 次即可。

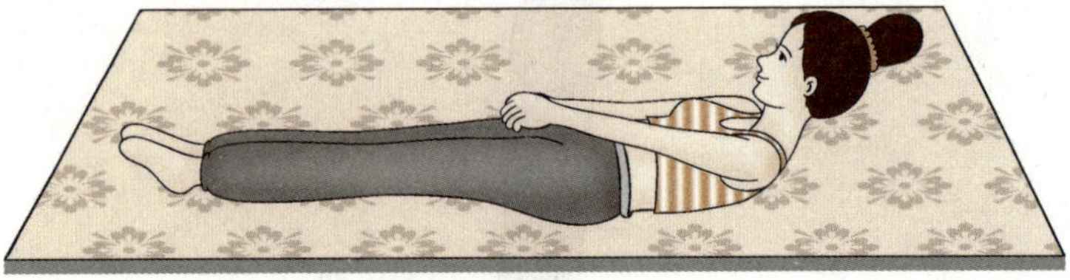

具体做法是，患者仰卧在床上，将两腿并拢，伸直向上抬起。双腿悬在空中，约距离床 20 厘米处静止不动，坚持 10 秒钟，再将腿放下。稍事休息，再做一次抬腿运动。早晚坚持做运动 15～20 分钟即可，次数可根据患者的体力做调整，量力而行，切忌运动过度。

2. 仰卧抬头

仰卧抬头运动可预防肾病综合征。具体做法是，患者身体放松，仰卧在床上，两手放置脑后，头尽量抬起，悬在空中坚持两秒钟后落下，重新抬起，每次坚持做 15 次即可。

3. 仰卧挺胸

仰卧挺胸运动可辅助治疗肾结石。具体做法是，患者身体放松，仰卧在床上，两手平放在身侧。用头和腿支撑身体，用力将胸腹挺起，坚持几秒钟后落下，再次挺起。初次做这个动作时会比较难，但只要坚持几次，随着锻炼的适应和深入，就会感觉轻松了，患者可根据自身情况慢慢增加次数。

4. 仰卧抬臀

仰卧抬臀运动对肾和腰背的养护都是非常好的一种运动。具体做法是，患者身体放松，仰卧在床上，两手平放在身侧。两侧弯曲，用脚掌蹬在床面上，臀部尽量向上抬，坚持几秒钟后放下，然后休息1秒，再进行下次抬起臀部运动。如此反复练习10～15次即可。

第二节

“全身”运动，养肾要精诚合作

运动健肾，远没有想象的那么枯燥和费劲。缩肛就是简便实惠的“回春术”，散步，能在你走马观花之时让肾得到呵护。而传统的五禽戏，古老的瑜伽与流行的走猫步更让运动丰富多彩，让健肾锻炼充满乐趣。

缩肛，简便又实惠的“回春术”

补肾要适当，补肾应当针对肾阴、肾阳虚衰的不同，采用不同的方法来调理、补益。肾阴虚者常有一些肺热的症状，如，咽干、咽痛等，还有就是容易出现腰膝酸软、头晕耳鸣、舌苔偏红等症状。在日常生活中，可选用海参、枸杞子、甲鱼、银耳等进行滋补。除此之外，还可以做一种经济、实惠的补肾运动——缩肛。

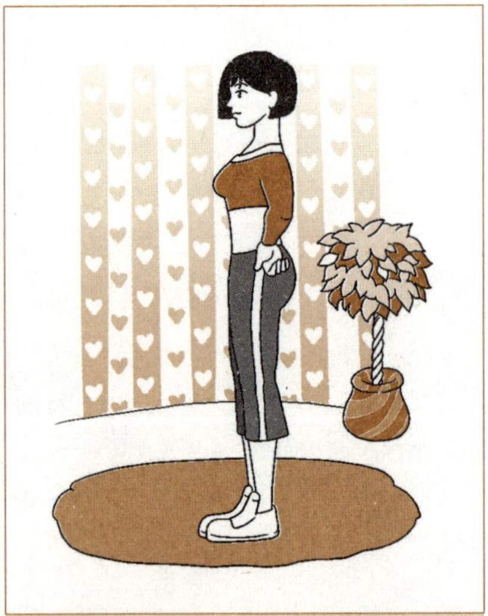

站立时，平静呼吸，放松腹肌。

缩肛，顾名思义，指的就是有规律地收缩肛门，即做运动时经常说的盆底肌锻炼。忙碌的现代人坚持本锻炼一段时间后，可对阳痿、早泄的治疗有很大的帮助，可预防与治疗前列腺疾病、痔等，对性生活的强度有一定的提升。

具体做法：收紧、提起肛门、会阴及尿道，保持 5 秒钟，然后放松，休息 10 秒钟，再收紧、提起；尽可能反复多次，一日 3 回，每回约 15 次，每天大体完成 45 次。每回尽可能调整身体姿态，比如，早上平卧位完成 15 次，下午就用站立位完成 15 次，晚上还可以选择用坐位完成 15 次。在此基础上，再做 8 次短而快速的收紧和提起。通过反复进行肛门会阴的收缩—放松，争取达到每次收缩 10 秒钟以上，连续做 15 分钟，每日进行 1～3 次，坚持 9 周左右。

这个过程中，锻炼者应平静呼吸，并尽量放松腹肌。具体说来，呼气时，做排便时的缩肛动作，吸气时放松。而且每天尽量坚持 1 次排尿过程中有意识地放慢排尿速度或中断尿流数次。

平卧或直立，全身放松，自然呼吸，反复进行 30 次左右，早晚均可进行。本方法可促进盆腔周围的血液循环，帮助性器官的康复，对防治肾气不足引起的女性性欲低下有较好的功效。

对男性来说，有规律地收缩肛门，是对前列腺有效、温柔的按摩，可以促进会阴部的静脉血回流，使前列腺充血减轻、炎症消退，对于预防和辅助治疗前列腺疾病有很大的帮助。这一方法还可以有效防止肛周静脉淤血，增强肛门部位抵抗疾病的能力，对中老年人易患的痔疮、肛裂、脱肛、便秘、慢性结肠炎等均有较好的防治效果。

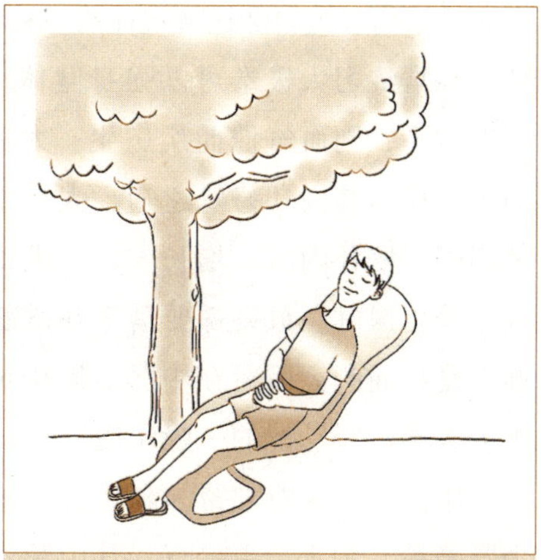

斜卧时，全身放松，自然呼吸。

对于女性来说，缩肛运动对提高女性的性功能大有裨益。女性通过这项锻炼，可以强化耻骨尾骨肌，这是参与性生活的主要肌肉。经常锻炼这部分肌肉，可以增强女性对性生活的感受，使其更容易获得性高潮。

有很多女性生孩子都选择剖宫产，而不愿意自然分娩。怕疼是一个原因，还有一点就是怕自然分娩会造成产道松弛，影响以后的夫妻生活质量。但如果坚持做缩肛运动，产后不但不会影响性生活的质量，还有助于提高夫妻生活的质量。

还有一些中老年人一打喷嚏就会出现漏尿的情形，但缩肛练习一段时间之后，打喷嚏就再也不会出现漏尿了。

太极，刚柔相济的养肾“慢运动”

太极始于无极，分两仪，由两仪分四象，演变八卦。依据《易经》阴阳之理、中医经络学、导引、吐纳综合地创造一套有阴阳性质、符合人体结构、大自然运转规律的一种拳术，古人称为“太极拳”。

经常练习太极拳可以强身健体。中医认为，人身之阴阳，往往不得其平，则血气滞而疾病生。太极拳以功为本，以拳为母，以养为主。作为其内功修炼之道，太极拳一系列功法可以疏通经络、平谧阴阳、培补内气、增长内功。无论中医学还是太极拳，其防病治病、养生保健，最终都要落实在脏腑功能上，所以说两者在这一层面上是相通的。而肾在中医脏腑中地位犹殊，下面我们就来讨论一下太极拳对肾功能的一些作用。

中医理论中有“肾为真元之根本，性命之所关”。肾的主要功能为肾藏精，主水，主纳气，其中肾主水与主纳气的功能均是从肾藏精这一功能衍生出来的。肾藏精指肾具有封藏精气、元气功能。精的来源有先天之精（来源于父母之精）和后天之精（从饮食中吸取的营养及空气中摄取的清气)。同时肾精以肾气的形式弥散下焦以调节水液代谢，即肾主水。自然界中的清气由肺吸入，在肾化精，即肾主纳气。若是肾精不足、肾气不固便会出现腰膝酸软、神疲乏力、小便频数而清、呼吸浅表等水液代谢失调和精神疲乏、失于充养的表现。

太极拳则通过腰脊部运动以及呼吸的调节对肾功能进行锻炼。陈鑫所著中有“腰为上下体之关键，不可软，不可硬，折其中方得”“腰一扭转，则上体自然扭转，与下体相照，是腰为枢纽”。打拳时亦要求“刻刻留心在腰隙”。首先通过意志导引，使注意力集中于腰部。再通过腰部动作的扭转、浮沉运动，对肾进行了按摩，加强肾部的血液循环。运动后消化功能增强，新陈代谢加快，后天之精得以补充，加强肾藏精的功能。对于呼吸调节，太极拳要求“调息绵绵，气沉丹田”“气归丹田，上虚下实，中气存于中，虚灵含于内”。这些太极拳对气的蓄养训练就是对肾主纳气的锻炼。当气沉丹田时，肾部血流加快，有利于肾对水液的调节。同时，深呼吸通过吐故纳新，化为后天之本充实肾精，加强肾功能。

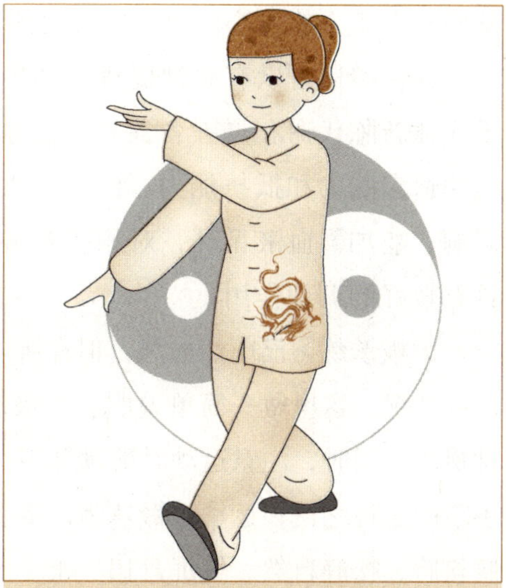

太极拳以功为本，以拳为母，以养为主。作为其内功修炼之道，太极拳一系列功法可以疏通经络、平谧阴阳、修炼内气、增长内功。

太极拳锻炼还能有效地防治老年痴呆症。因太极拳往往要求左右手同时往不同的方向运动，且动作也不尽相同，这就能激发左右大脑半球之间的联系，增强两个半球的协调性。太极拳每个动作都包含阴阳之变化，虚与实、动与静、表与里、开与合、进与退、收与放、左与右、刚与柔、正与偶，相辅相成，又强调整体观念，要求身心合一，松静无为，内外上下完整一气，以意调气，气随意行，意到气到。因此久练太极拳能调整阴阳，加强神经系统对其他系统及器官功能的调节，使记忆力、反应力、判断力、思维力得到提高，从而对老年人的身心健康、精神生活，起到良好的促进作用。

太极拳还可以有效地促进人体内的经络疏通与气血流畅，有利于人体新陈代谢和增强各器官及各系统的功能，从而增强对外界环境的适应能力和抵抗能力。经常打太极拳对心脏血管系统有良好的影响，能加强血液循环，对预防各种心脏疾病、高血压及动脉硬化具有较好的调理作用。

太极拳练习已蔚然成风，但在练习的过程中，依然存在很多不规范的情况，这里做一简单说明。太极拳锻炼要调身、调息、调心，全神贯注。同时，注意运动时的动作要采用松而有力、刚柔并进、连绵不断的运行之法；运动时锻炼者的姿势应做到头颈正、含胸拔背、松腰松胯、松静自然、气沉丹田、上下相随、动中求静；锻炼者可根据自己的健康状况、体力来选择太极拳锻炼的运动量。一般的，打一套简化太极拳可用4～6分钟，其能量消耗为3.0～4.2MET（梅脱），要求运动时的心率为105～120次/分。年老体弱者可由简入繁，循序渐进，待身体适应后再逐步增加练习时间、组数为好。

倒走，也能把肾养

后退行走又叫“倒走”，是一种有益的健身方法。倒走与向前走使用的肌群不同，可以弥补我们正常走路时的不足，给不常活动的肌肉以刺激。倒走时需要腰身挺直或略后仰，这样脊椎和腰背肌将承受比平时更大的重力和运动力，使向前行走得不到充分活动的脊椎和背肌受到锻炼，有利于气血顺畅，养肾护腰背。

后退时，双腿要用力挺直，膝盖不能弯曲，这就增加了膝关节、股肌承受重力的强度，从而使膝关节周围的肌肉、韧带、股肌都得到锻炼。因后退走脚尖是虚着地，主要靠踝关节和足跟骨用力，又使这些相应部位的功能得到了锻炼。行走时，要留意运动方向，因而对空间和知觉的感知能力将得到锻炼；还要掌握平衡，以防摔倒，因而将会使主管平衡作用的小脑也受到积极的训练，使小脑调节肌肉紧张度及协调随意运动等功能得到增强，从而有利于提高人的反应能力。此外，后退行走时，动作频率较慢，可自行调节步伐，体力消耗也不大，这项活动很适合那些不宜做剧烈运动的人采用（如体弱者、冠心病及高血压患者等）。如果在其他运动完毕后再后退走还有助于调节心情和促使身体疲劳的自然恢复作用。

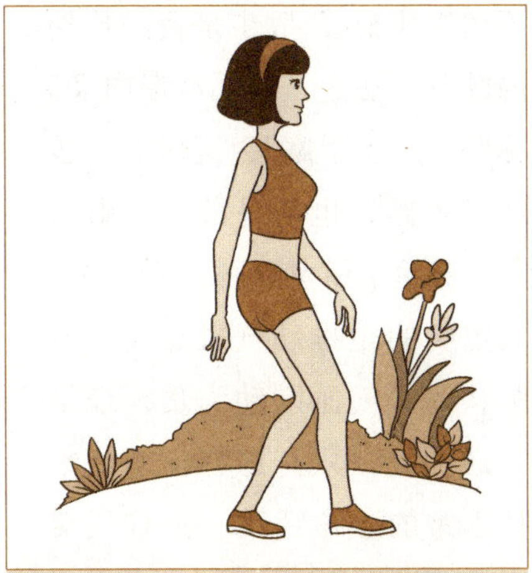
倒走强肾健体

整日伏案工作或学习的人，采用这种方法能有效地消除疲劳和腰背酸痛之苦。有研究表明，中老年慢性腰背痛患者，每次倒走后会感到腰部舒适轻松，长期坚持做对腰痛有明显治疗作用。青少年正值生长发育时期，采用倒走也有益于躯干发育，降低鸡胸驼背的发生率。科学研究表明，倒走可以锻炼腰脊肌、股四头肌和踝膝关节周围的肌肉、韧带等，从而调整脊柱、肢体的运动功能，促进血液循环。长期坚持倒走对腰腿酸痛、抽筋、肌肉萎缩、关节炎等有良好的辅助治疗效果，还能起到强肾健体的作用。

施行倒走时的要领是：走时膝盖不要弯曲，步子均匀而缓慢，双手握拳，轻轻地向前后摆动，挺胸并有规律地呼吸。每天倒走200～400步，长期坚持，可以使全身放松，身体直立，胸部挺起，膝关节不曲，两臂前后自由摆动，走动起来有骨骼圆润、全身轻松如松绑的快感。倒走可刺激不常活动的肌肉，促进血液的循环，平衡人的机体，对防治脑萎缩特别是腰腿痛有疗效。

另外，值得注意的是，倒走在室内室外皆可进行，但人多车多的地方、低洼不平的路上却不宜行走，以免摔倒，尤其老年人更应注意安全。

散步，闲庭信步轻松把肾养

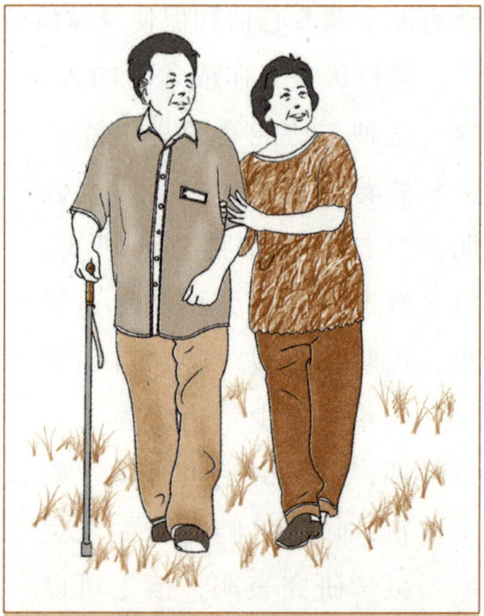

饭后百步走，活到九十九。

俗话说得好："没事常走路，不用进药铺。"散步是我国传统的健身方法之一。《黄帝内经》称要"广步于庭"，这里的广步就是走路，也就是散步。事实上，脚除了带动肢体运动之外，更重要的是推动气血运动。中医认为，气血以动为贵，经络以通为要，只有这样，才能维持正常的生命活动。一旦气滞血瘀，经络闭阻，脏腑、组织、器官就要发生病变。而我们只要迈开双脚，就能推动气血的运行，气血流通就保证了全身各组织器官营养物质的供应，也锻炼了脚上的穴位。当然散步时还要注意一些事项：体弱者每小时走 5 公里以上最好，走得太慢则达不到强身健体之目的。只有步子大，胳膊甩开，全身活动，才能调节全身各器官的功能，促进新陈代谢。而且时间最好在清晨或饭后进行，每日 2～3 次，每次半小时以上。失眠者可在晚上睡前 15 分钟散步。

每分钟走 80 米为宜，每次半小时，会收到较好的镇静效果。肾病患者的血压也往往偏高，所以建议肾病伴随高血压病患者步速以中速为宜，行走时上身要挺直，否则会压迫胸部，影响心脏功能，走路时要充分利用足弓的缓冲作用，要前脚掌着地，不要后脚跟先落地，因为这样会使大脑处于不停的振动状态，容易引起一过性头晕。

另外我们经常说："饭后百步走，活到九十九。"其实饭后"百步走"，非但不能活到"九十九"，还会因为运动量的增加，影响消化道对营养物质的吸收。尤其是老年人，肾功能减退，吃完饭后，身体中的气血要到肠胃集合，消化食物，但是你却非要散步，使得气血分散，俗话说"一心不能二用"，气血心力交瘁，久而久之，身体便会出现毛病。正确做法是在饭后应该静坐休息半小时，等胃内食物初步吸收后再行运动。饭后散步一定要等到饭后 1 小时以后进行。

那么，怎么样散步才能起到保健作用呢？

前苏联体育科学家把步行锻炼划分为 5 类：很慢速走，每分钟走 60～70 步，每小时 2.5～3 千米；慢速走，每分钟走 70～90 步，时速 3～4 千米；中速走，每分钟走 90～120 步，时速 4～5 千米；快速走，每分钟走 120～140 步，时速 5.5～6 千米；很快速走，每分钟 140 步以上。散步时应该是抬头挺胸，迈大步，双臂要随步行的节奏有力地前后交替摆动，路线要直。一个没有肾病的人，经过几个月的步行锻炼后，就可以把步行速度提高到快速走的上限指标——每分钟走 140 步，以这种节奏走 1 小时即接近 1 万步。运动的强度要因人而异。一般是走到稍稍出汗，就能达到锻炼和健身的目的。中老年人步行时，应由少到多、由慢到快，循序渐进。快步走时的心率以不超过每分钟 110 次为宜。

让我们大踏步向前，随着社会前进的车轮，走向健康、走向美好生活……

走猫步，让“性福”生活悄悄回笼

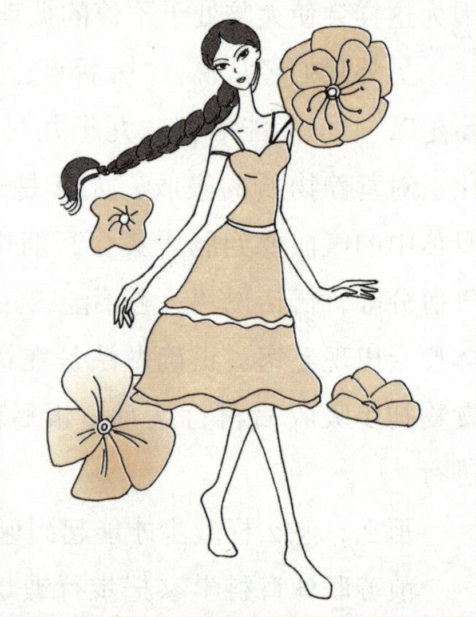
走猫步

猫步，专业一点的名称是“台步”，指时装模特在进行时装表演时所使用的一种程式化的步子。走猫步有讲究，其实就养生而言，还是一种优美的养肾锻炼。首先猫步的特点是双脚脚掌呈“1”字形走在一条线上。说到底，就是人们常说的走“直线”。直，会使人想到笔直、强直、僵直，可人要是走猫步的直线，却恰恰成就了相关肢体弯曲自如。行进时左右脚轮番踩到两脚间中线的位置，或把左脚踩的中线偏右一点，右脚踩的中线偏左一点，并产生一种韵律美。人的腿一走猫步，就会自然地内弯曲，而探出的脚弓，也会弯曲得更有弹力。腿往里一弯曲，落地不够长了，这就带动胯骨向一侧拉伸，而另一条腿马上落地，又带动着胯骨向另一侧拉伸，腰部左右弯曲的摆胯，使走猫步者摇曳多姿。

再来看走猫步的养肾之功。人体会阴部有个会阴穴，中医认为，会阴穴属任脉，是任、督二脉的交汇之点。按压此穴不仅有利于泌尿系统的保健，而且有利于整个机体的祛病强身。男性每天抽出一点时间走走“猫步”，由于姿势上形成了一定幅度的扭胯，这对人体会阴部能起到一定程度的挤压和按摩的作用。所以，除了能增强体质，缓解心理压力外，还能补肾填精，增强性功能。对男性来说，能预防和减轻前列腺炎的症状，而女性则可以减轻盆腔的充血，缓解腹部下坠和疼痛感。

五禽戏，壮腰健肾的“古老运动”

五禽戏又称“五禽操”“五禽气功”“百步汗戏”等，据说由东汉医学家华佗创制。“健身五禽操，虎鹿熊猿鸟；形神兼具备，长练永不老。”由以上诗句可知五禽戏是由模仿五种动物的动作组成的一种中国传统健身方法。

❶ 虎戏

脚后跟靠拢成立正姿势，两臂自然下垂，两眼平视前方。两腿屈膝下蹲，重心移至右腿，左脚虚步，脚掌点地，靠于右脚内踝处，同时两掌握拳提至腰两侧，拳心向上，眼看左前方。左脚向左前方斜进一步，右脚随之跟进半步，重心落于右腿，左脚掌虚步点地，同时两拳沿胸部上抬，拳心向后，抬至口前两拳相对翻转变掌向前按出，高与胸齐，掌心向前，两掌虎口相对，眼看左手。

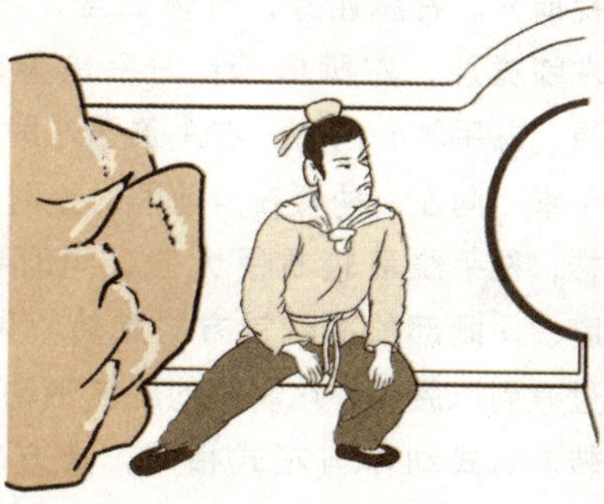

五禽戏和太极一样讲究“外动内静”“动中求静”“动静兼备”“刚柔并济”“内外兼修”。五禽戏锻炼要做到：全身放松，意守丹田，呼吸均匀，形神合一。练习五禽戏关键在一个模仿，五禽戏顾名思义，就是模仿五种动物，因此，练虎戏时要表现出威武勇猛的神态，柔中有刚，刚中有柔；练鹿戏时要体现其静谧恬然之态；练熊戏时要在沉稳之中寓有轻灵，将其剽悍之性表现出来；练猿戏时要仿效猿敏捷灵活之性；练鸟戏时要表现其展翅凌云之势，方可形神兼备。练习五禽戏主要运用腰的力量，所以可活动腰肢关节，壮腰健肾，疏肝健脾，补益心肺，从而达到延年益寿的目的。

上面说的是左式，右式稍有不同。左脚向前迈出半步，右脚随之跟至左脚内踝处，重心落于左腿，右脚掌虚步点地，两腿屈膝，同时两掌变拳撤至腰两侧，拳心向上，眼看右前方。与左式2同，唯左右相反。如此反复左右虎扑，次数不限。

② 鹿戏

身体自然直立，两臂自然下垂，两眼平视前方。右腿屈膝，身体后坐，左腿前伸，左膝微屈，左脚虚踏；左手前伸，左臂微屈，左手掌心向右，右手置于左肘内侧，右手掌心向左。两臂在身前同时逆时针方向旋转，左手绕环较右手大些，同时要注意腰胯、尾骶部的逆时针方向旋转，久而久之，过渡到以腰胯、尾骶部的旋转带动两臂的旋转。右式动作与左式相同，唯方向左右相反，绕环旋转方向亦有顺逆不同。

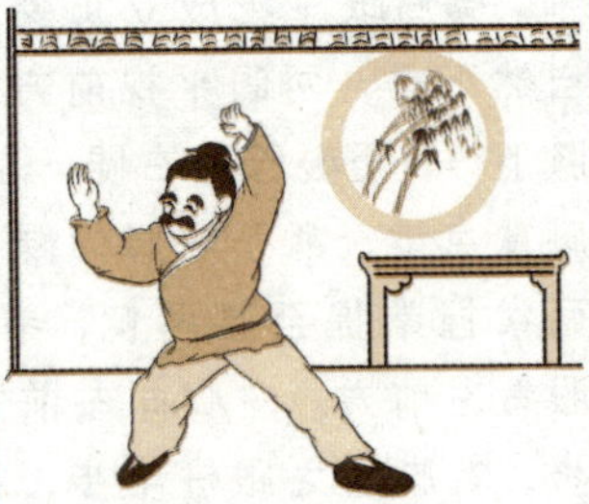

③ 熊戏

身体自然站立，两脚平行分开与肩同宽，双臂自然下垂，两眼平视前方。先右腿屈膝，身体微向右转，同时右肩向前下晃动、右臂亦随之下沉，左肩则向外舒展，左臂微屈上提。然后左腿屈膝，其余动作与上左右相反。如此反复晃动，次数不限。

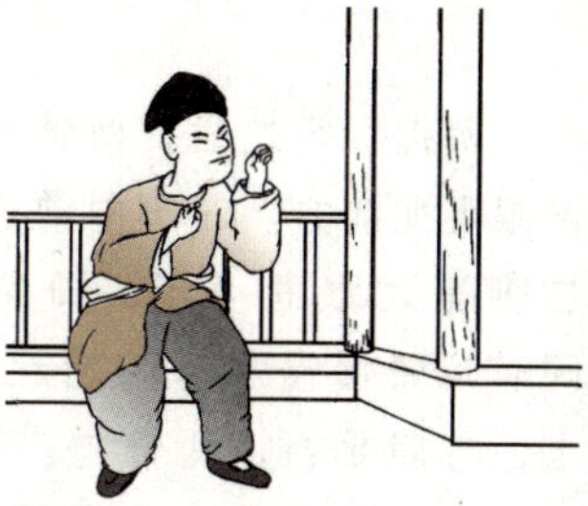

④ 猿戏

脚跟靠拢成立正姿势，两臂自然下垂，两眼平视前方。两腿屈膝，左脚向前轻灵迈出，同时左手沿胸前至口平处向前如取物样探出，将达终点时，手掌撮拢成钩手，手腕自然下垂。右脚向前轻灵迈出，左脚随至右脚内踝处，脚掌虚步点地，同时右手沿胸前至口平处时向前如取物样探出，将达终点时，手掌撮拢成钩手，左手同时收至左肋下。左脚向后退步，右脚随之退至左脚内踝处，脚掌虚步点地，同时左手沿胸前至口平处向前如取物样探出，最终成为钩手，右手同时收回至右肋下。右式动作与左式相同，唯左右相反。

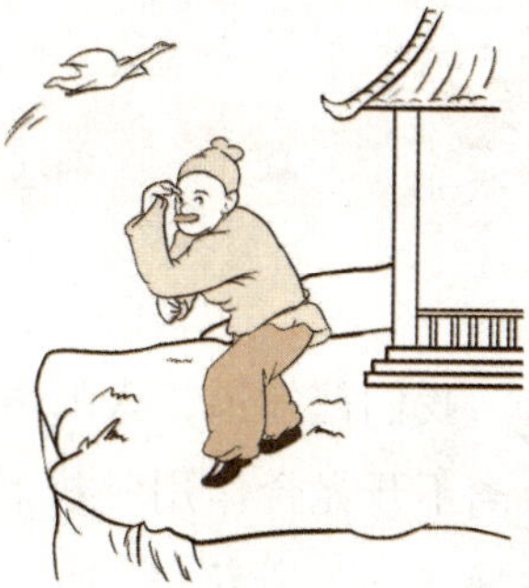

5 鸟戏

两脚平行站立，两臂自然下垂，两眼平视前方。左脚向前迈进一步，右脚随之跟进半步，脚尖虚点地，同时两臂慢慢从身前抬起，掌心向上，与肩平行，两臂向左右侧方举起，随之深吸气。右脚前进与左脚相并，两臂自侧方下落，掌心向下，同时下蹲，两臂在膝下相交，掌心向上，随之深呼气。右式同左式，唯左右相反。

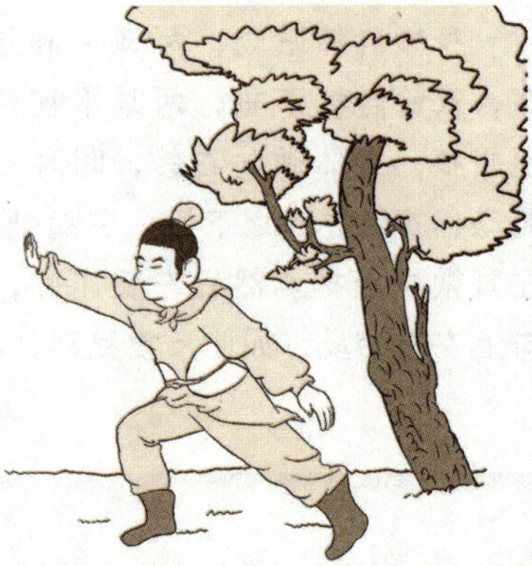

手足操，简便易行的健肾运动

我们都知道，人的身体离不开新陈代谢的作用，就像植物的生存离不开光合作用一样。新陈代谢离不开营养物质和氧气，而人在安静状态下所获得的氧气非常有限，但在身体充分活动的情况下，呼吸功能增强，血液循环加快，氧气的获得量也增加。做做操，让我们安静的身体活动起来，使得氧气源源不断地流向我们的身体，有利于新陈代谢的加快。做课间操还可以让我们的脑子得到暂时的休整，调整好状态，更有利于接下来的工作和学习。其实现在好多人肾虚，就是因为生活压力大，身体没有及时休整的时间，现在好了，“肾虚族”每天抽出几分钟的时间，做做操，就可以起到强肾健体的作用，来看一下强肾健体操。

具体做法

端坐，两腿自然分开，与肩同宽，双手屈肘侧举，手指伸向上，与两耳平。然后，双手上举，以两肋部感觉有所牵动为度，随后复原。可连续做3～5次为1遍，每日可酌情做3～5遍。做动作前，全身宜放松。双手上举时吸气，复原时呼气，用力不宜过大、过猛。这种动作可活动筋骨、畅通经脉，同时使气归于丹田，对年老、体弱、气短者有缓解作用。

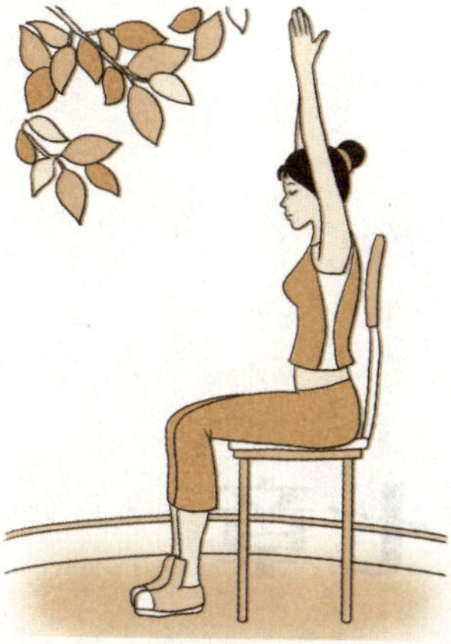

端坐，两腿自然下垂，先缓缓左右转动身体3～5次。然后，两脚向前摆动10余次，可根据个人体力酌情增减。做动作时全身放松，动作要自然、缓和，转动身体时，躯干要保持正直，不宜俯仰。此动作可活动腰膝，益肾强腰，常练此动作，腰、膝得以锻炼，对肾有益。

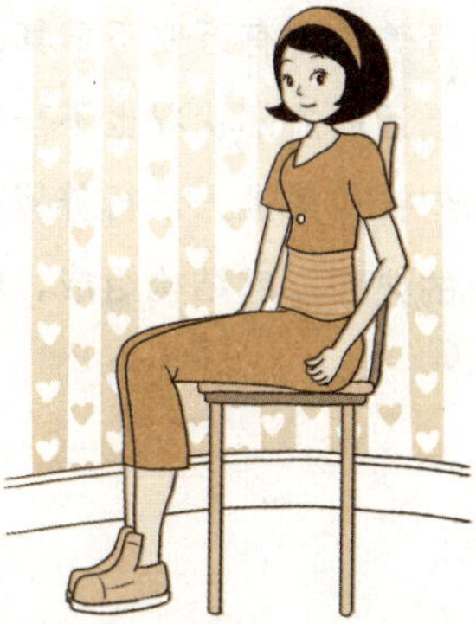

第七章

上有老下有小，养肾因人而异

补肾养肾自有万变不离其宗的养生法则，但同时，每个人的年龄不同，工作、生活的外部状况也不一样，由此，身体的健康状态也会有很大的差别，如何针对每类人进行养肾补肾呢？这里以家庭为单元，对“上有老下有小”的典型家庭结构组成，做一个养肾补肾的简略说明。

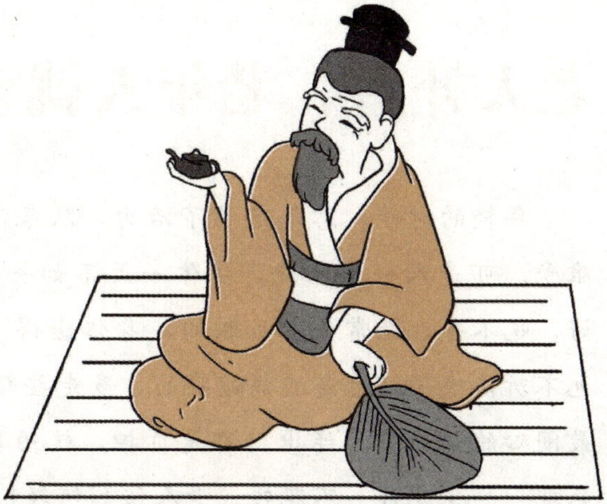

第一节

老人补肾，老年人就该养肾精

年轻的时候，总是充满了活力，从来不知道什么叫累，什么叫难受。可是人一上年纪，身体一天不如一天，“肾况”愈下。睡不好，吃不香，经常头晕目眩的，身体虚得一点重活也干不了。腰腿也不听使唤了，老是酸痛酸痛的，多走些路就没力气了，还直打软；最闹心的是尿多，连出门都是负担，就怕在街上找不到厕所，一着急就……少花钱、不花钱，老人该如何轻松养肾补肾？

活血通络，骨质疏松喝骨头汤吃果仁

为什么世界卫生组织（WHO）将2000～2010年定为“世界骨骼与关节时代”，把每年10月22日定为“国际骨质疏松日”，把每年10月12日定为“国际关节炎日”。《黄帝内经》所说：“骨髓坚固，气血皆从，如是则内外调和，邪不能害，耳目聪明，气血如故。”

人到五六十岁，一般肾精不足，肾气衰弱，随着年龄的增长，骨关节开始退化，腿脚变得不利索了。此时，骨头里的骨髓进入了一种空虚的状态，骨髓空虚了，周围的骨质就得不到足够的养分，就疏松了。所以，老人在退休前后一定要注重养肾，防止骨质疏松症的发生。

具体该怎么做呢？首先，尽可能避免吃药，多用运动、食补等自然的养肾方法。中医讲究以髓补髓，所以，把骨头打碎了，熬点骨头汤是不错的选择。

怎么做呢？炖骨头汤时首先要选原料，这里为你推荐：扇子骨250克，直通骨250克，尾脊骨250克，碎骨250克，葱结1小扎，生姜1小块，酒25毫升，清水2500毫升。最好是用冷水。因为一般的肉骨头上总带有一点肉，如果一开始就往锅里倒热水或开水，肉的表面突然受到高温，肉的外层蛋白质就会马上凝固，使得里层的蛋白质不能充分地溶解到汤里，只有一次加足冷水，并慢慢地加温，蛋白质才能够充分溶解到汤里，汤的味道才更鲜美。在水开后加少许醋，使骨头里的磷、钙溶解在汤内，炖汤不要过早放盐。因为盐能使肉里含的水分很快地跑出来，会加快蛋白质的凝固，影响汤的鲜味。

另外，中医说“肾主骨生髓，脑为髓之海”，肾精充盈了，骨髓、脑子就得到补充。这里推荐你吃一些坚果，像核桃仁、花生仁、腰果，这些果子都是果实，是植物为了延续它的后代，把所有精华都集中到那儿了，有很强的补肾作用。

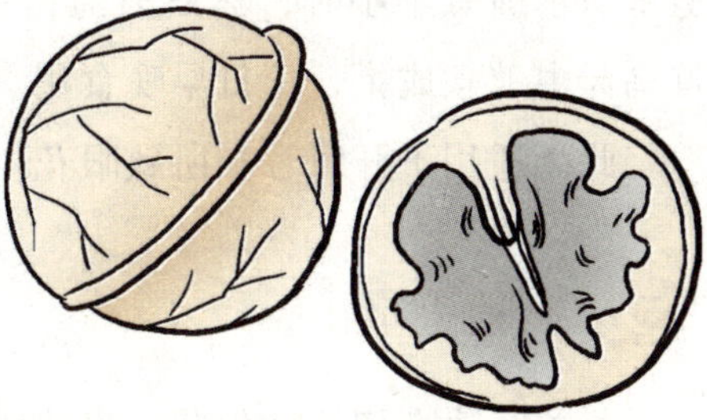

气血渐衰，“老花眼”的补肾食疗方

老人，难免有这毛病那毛病的，视力变模糊、眼部不舒服被很多人认为是“老花眼”，是正常的。其实，这并不仅仅是人老了、眼花了这么简单。中医学认为，老人眼花是由于人上了年纪后，气血渐衰，肝肾精气亏损，不能荣养眼目所致，因此，治疗以补肾养肝为主。

那么，所谓的“老花眼”该怎么办呢？不能动不动就点眼药水，即使知道跟肾有关，也不要听见风就是雨地买一堆补肾保健药。这里为眼花老人推荐了 7 则食疗方。

黑豆粥

黑豆 100 克，浮小麦 50 克，粳米 100 克。先将浮小麦用纱布包好与黑豆一起加水适量煎煮，待黑豆煮开花后，去掉浮小麦渣，再加入粳米煮成粥，每日早晚食用。

此粥滋补肝肾，可改善老人眼花症状。

何首乌粥

何首乌 60 克，粳米 200 克，大枣 10 枚（去核）。先将何首乌加适量清水煎煮半小时，然后去渣留汁，再将粳米、大枣一起加入何首乌汁中煎煮成粥，每日早晚食用。

此粥适用于肝肾亏损所致眼花。

酱醋羊肝

将羊肝洗净切片，勾芡，素油爆炒，调以酱油、醋、料酒、姜。

此菜可为中心性视网膜炎、视神经萎缩老人常吃。

红肝丸

取红花 10 克，与 250 克猪肝共剁为泥，加芡粉少许，做成丸子蒸食。

此方对肝阴虚者适宜；对白内障术后眼中血丝，可起到促进消散的作用。

胡萝卜粥

胡萝卜 100 克，粳米 200 克。先将胡萝卜洗净切成小碎粒，再与粳米一起加水适量煮成稀粥，每日早晚食用。

此粥若经常食用，持之以恒，还可防治高血压，增强老年人体质。

枸杞蛋

枸杞子20克，与两个鸡蛋调匀，蒸熟，服用。

此方对老人头昏眼花、多泪者有效。

女贞子粥

女贞子、枸杞子各30克，粳米200克，冰糖少许调味。先将女贞子和枸杞子加清水小火煮沸半小时，然后去渣留汁，再将粳米、冰糖一起加入上述药汁中煎煮成粥，每日早晚食用。

此粥适用于肝肾阴虚所致眼花。

粥、汤，老人养肾何须寻医问药

中医认为，五脏包括肝、心、脾、肺、肾，其中肾是非常重要的脏器，肾是干吗的？在中医理论中“肾主骨生髓”，是主骨骼的，肾精可以生化成骨髓，而骨髓是濡养我们骨骼重要的物质基础。

1. 粥补肾——枸杞蒸鸡粥

老年人喝点粥，容易消化、吸收，但补肾吃点什么粥呢？枸杞蒸鸡粥！经研究，红枸杞含有较多的胡萝卜素、维生素B族、维生素C、烟酸、钙、磷、铁及亚油酸等，具有滋肾养肝、补血明目，促进肝细胞新生、降低胆固醇和降血糖等作用。而中医认为，鸡有益五脏、补虚损、健脾胃、强筋骨、活血脉的功效。尤其是母鸡性属阴，对肾阴虚体弱多病者更有效益，所以，选一只未生过蛋的母鸡尤佳。

怎么做呢？将母鸡去毛、内脏之后，洗净，放入滚水锅内余水片刻，然后捞出放入凉水内冲洗干净，沥尽水分；再把大红枸杞15～20克，装入鸡腹内，放入炖锅（沙锅最好）中，鸡腹向上，把葱（切段）、姜（切片）放入锅内，加清汤、食盐、料酒、胡椒粉各适量，盖好，用武火蒸两小时即可佐食米粥。

2. 汤补肾——黑豆蛋酒汤

中医学认为，黑豆性平味甘，入脾、肾经，有补肾生血的作用；鸡蛋补虚，与米酒合用，则有温阳祛寒、补血通经的功效。此汤宜在2次月经周期之间，每日或隔日进服一次，并宜连续服用数个周期。阴虚火旺见口干苦，或月经过多者不宜进饮。不耐酒量者，可酌情减少酒的分量。

怎么做呢？选取黑豆60克，鸡蛋2个，米酒100～120毫升。先将黑豆洗净，与鸡蛋用清水500毫升（2碗量）共煮，蛋熟后取出去壳再煮，至水量不多时，加入米酒煮约半小时便可。此量可供1～2人。

药补：麦味地黄丸，滋阴补肾经典药

麦味地黄丸又名八仙长寿丸，曾用名为八味地黄丸，首见于明代医家龚廷贤所撰《寿世保元》。从方药组成来看，麦味地黄丸在六味地黄丸基础上配伍麦冬、五味子，共八味药，即麦冬、五味子、熟地黄、山茱萸、牡丹皮、山药、茯苓和泽泻。

麦味地黄丸是经典的滋阴补肾药，从功效来看，除具有六味地黄丸滋补肾阴的功效外，麦冬清补肺阴，清热除烦；五味子补肾敛肺；八药配伍，适合肺肾阴虚诸证，临床上麦味地黄丸主要应用于肺结核症见干咳带血、阴虚内热、全身乏力；阴虚喘促症见无痰喘促、口干舌燥、舌红少苔；遗精症见腰痛遗精、手足心热；糖尿病症见口渴尿频、舌红少苔等。对阴虚咳嗽或消耗性疾病（如肺结核）所致的口渴咽干、痰中带血等病疗效尤佳。

从其剂型及用法来看，麦味地黄丸分为大蜜丸、水蜜丸、浓缩丸、片剂及口服液 5 种。大蜜丸每次 1 丸，每日 2 次；水蜜丸每次 6 克，每日 2 次；浓缩丸每次 8 丸，每日 3 次；片剂每次 3～4 片，每日 3 次；口服液每次 10 毫升，每日 2 次。服用麦味地黄丸时应忌辛辣食物。另外，麦味地黄丸的功效对于阴虚病人显著，但服用也要注意。服用麦味地黄丸时，忌吃不消化的食物，感冒发烧时最好不要吃，并且高血压、心脏病、肝病、肾病、糖尿病、孕妇、儿童等人群要在医师指导下服用。

补养寻方，多病的老人如何补肾养肾

养肾很重要，但多病的老人该如何养好身体呢？归根结底，两个方面：吃、动。

老人养肾，食补为首选，这样有利于胃的吸收，同时积极治疗其他病。从中医学的角度，把握一个补肾的原则：黑色食物能补肾。除了这些简单而又容易掌握的原则之外，从现代医学的角度来看，一些含“营养物质”丰富的食物也是补肾的高手，尤其是多病老人，可以根据自己的情况选用。

1. 含蛋白质的食物

蛋白质如禽、蛋、鱼、肉类等动物蛋白及豆类蛋白补肾功能很明显。蛋白质含有人体活动所需要的多种氨基酸，存在于人体组织细胞，如精氨酸是精子生成的重要原料，且有提高性功能和消除疲劳的作用。

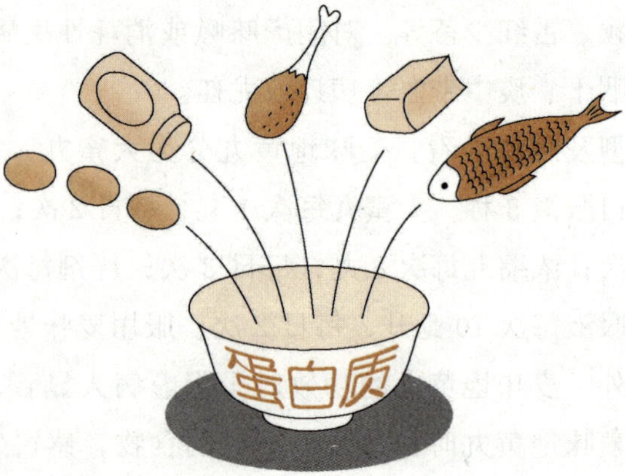

2. 含精氨酸、酶的食物

大豆制品、鱼类均含有较多的精氨酸。有些动物性食物如鹿鞭，本身就含有大量性激素。

酶是一种在体内具有催化活性的特殊蛋白质，对人体健康作用极大。人体内一旦缺乏酶，可出现功能减退，甚至失去生育能力。酶存在于各类食物中，烹制食物时，温度过高过长，特别是炸、烤、煎等方法易使酶受到破坏。

3. 滑溜的水产品

滑溜的水产品也具有强精效果，这类食品有甲鱼、泥鳅、鳝鱼等。鱼的蛋白质含量很高，日本有学者研究后指出，鲍鱼、章鱼以及文蛤、牡蛎、魁蛤、蹀螺、扇贝等均含丰富的氨基酸，是有效的强精食品。

另外，有一些食品对补肾有害，饮食时，要注意不要吃这些食品：粗棉籽油、猪脑、羊脑、兔肉、菱角、火麻仁、杏仁等通常被认为是不利于性功能的食品。其影响的原因尚不十分清楚，但中医学认为它们有伤精气、伤阳道和衰精冷肾等不良作用。

脚心按摩法，养肾始于“足”下

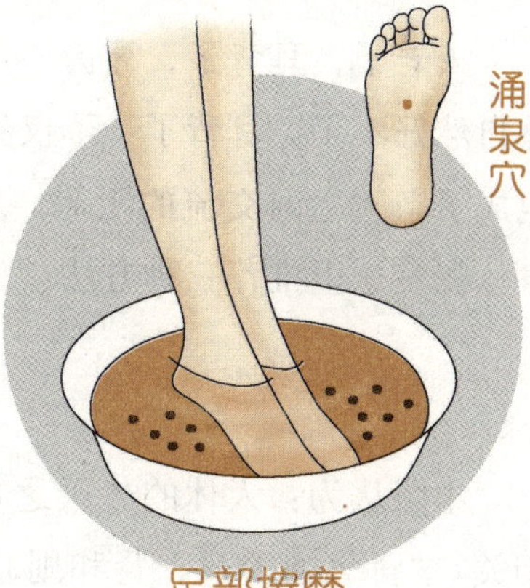

人一辈子要走多少路，不知道！但我们自己清楚，从出生到离世，我们的双腿几乎每时每刻都在工作。研究表明，人一生中70%的活动和能量消耗都是由腿部完成的。此外，双腿还是身体的交通枢纽，它们流淌着全身近50%的血液，与身体重大器官都有联系。北京老年医院的专家表示，只有双腿健康，经络传导才畅通，气血才能顺利送往各个器官。美国科学家同样认为，从双腿的走路情况便可判断一个人的健康状况，老人每次走的距离越长，速度越快，走得越轻松，那么他的寿命就越长。

如果不注意保护，人到老年，经常会遇到腰酸腿疼、腿脚乏力的问题。美国政府老年问题专家夏克表示，从20岁开始，如果不积极运动，每10年可能丧失5%的肌肉组织，骨骼中的钙质也会逐渐流失，双腿也逐渐衰老。因此，养腿是一辈子的事，只有养好腿，才能阻止衰老。

脚心按摩的方法：泡脚之后，用手互相擦热后，用左手心按摩右脚心，右手心按摩左脚心，每次100下以上，以搓热双脚为宜。此法有强肾滋阴降火之功效，对中老年人常见的虚热证效果甚佳。

脚心按摩的功效：中医认为，涌泉穴直通肾经，脚心的涌泉穴是浊气下降的地方。经常按摩涌泉穴，可益精补肾，强身体康，防止早衰，并能舒肝明目，促进睡眠，对肾亏引起的眩晕、失眠、耳鸣、咯血、鼻塞、头痛等有一定的疗效。

拉耳、叩齿、咽津：老人养肾三部曲

人老了，耳背了，牙齿不好使了。牙不好就吃不好，吃不好身体自然好不了。耳背了，不仅失去了音乐等视听享受的乐趣，同时，也成了亲人之间交流的阻碍。就日常生活而言，如何不吃药调理好身体呢？这里推荐三种方法：

1. 拉耳保健法

中医认为：人体的先天之本在于肾，而肾气的强健与双耳息息相关。“肾气通于耳，肾和则耳能闻五音矣。”如果肾精不足，则会出现耳鸣、听力减退等症。

具体方法：右手绕过头顶向上拉左耳 14 下，再用左手拉右耳 14 下。如同时再辅以按、摩、搓、揉、点、捏等方法，则效果更佳。临床实践证明，由于耳朵上的不同部位及穴位与体内五脏六腑等器官以及十二经脉、三百六十五络都有密不可分的内在联系，如果长期坚持，就能收到激发正气、疏通经脉、加速循环、调理脏腑以达到补益肾元、扶正祛邪的作用。

2. 叩齿咽津法

据唐代孙思邈《千金要方》记载，三国时期有位老人叫皇甫隆，“年出百岁而体力不衰，耳目聪明，颜色和悦”。曹操亲自前去请教其长寿秘诀，皇甫隆告诉他：“人当朝朝服食玉泉。琢齿，使人丁壮、有颜色，去三虫而坚齿。”经常叩齿咽津，可起到强肾固精、平衡阴阳、活血明目、养神益气等作用。

现代医学亦证实叩齿能有效地增强牙周组织纤维、组织结构的坚韧和整个牙周组织的血液循环，改善其营养状态和增强抗病能力，提高防龋功能，而唾液分泌增加同样具有清洁口腔、固护牙齿，且能帮助消化、增强机体免疫力的功效。

具体做法：晨起漱口后，不拘坐卧，宁神闭口，先叩齿 36 次，再用舌在口腔中上下运转（谓之“赤龙搅海”），左右各 18 次，此时口中津液渐多，便可含唾液作漱口状 36 次，漱津后，将津液分次缓缓下咽，咽时要“用意精猛，令津与气谷谷然有声”，并以意念送入丹田。

冬寒养肾正当时，老人药膳分型论治

祖国医学认为，人体衰老的主要原因在于肾气虚衰，而冬令恰是养生补肾的最佳时机。那么，冬令时节老人该如何补肾，让自己身体健康，过一个属于自己的“暖冬”呢？冬天气候寒冷，适于精气内藏，且消化吸收机能好。如果此时适当增加营养，服用一些滋补药物容易被吸收。但药补或食补需因人而异，辨证施治。

1. 鸡肝汤

如果有明显畏寒肢冷、腰膝酸软、小便频数、五更泻泄等，多为肾阳虚的表现。可用鸡肝 1～2 具，肉桂 2～3 克，加清水适量放瓷盅内盖好，隔水炖，热饮汤吃鸡肝。

2. 羊肾桑葚汤

如表现为头晕眼花、耳鸣耳聋、咳嗽痰血、夜热盗汗等，多为肾阴虚的证候。可用：羊肾 1 对，肉苁蓉 20 克炖汤，熟后调味服食。

如果没有明显的肾虚表现，则不要轻易服用补药。可有选择地多食用一些有助于补益肾精的食物，如瘦精肉、猪蹄、鹌鹑及鹌鹑蛋、蜂乳、甲鱼、泥鳅、鳝鱼、鸽、牛奶、鸡鸭、核桃、黑豆、栗、大枣、蒜仁、莲米、蚕蛹等。

补肾壮元气，吃猪腰或枸杞

过去补肾常通过吃猪的腰子等达成，现在则因内脏类及海产类食品的胆固醇过高而多所顾虑。中医说，大抵富含维生素 E，又不含胆固醇的食品都是好的补肾品，包括核果类及黑芝麻，核桃就是值得推荐的核果之一。

其他适合老人家食用的补肾食品还有山药、百合、枸杞、黑豆、莲子等，都不具强烈药味，适合入菜。山药可煮汤，也可以加入米一起煮，具有抗衰老和降血糖的作用。常见痰多困扰者，可常吃百合炒菜或炖冰糖来保养。枸杞也有补肾阳的效用，但患高血压或糖尿病者不宜。黑豆以熟食或炖煮为宜，虽然泡药酒也不错，但老年人仍应避免喝酒。另外，银耳、花粉、桂圆、蜂王浆、麦芽、大蒜、洋葱、香菇等也都有补肾作用。

除此之外，还要用活血通络的办法。因为老人一方面是肾精弱了，骨质改变了，由于骨质变了就不愿意走了，但越不愿意走，血脉就越不通畅。所以，建议 50 岁以上的同志，最好的锻炼是每天走路。不要十天不动，一天跑到健身房去折腾。汗血是同源的，你十天不动，一天去那儿弄得大汗淋漓，好像是锻炼了，其实那叫折腾。“夺血者无汗，夺汗者无血。”汗出得太多的时候，血就要受伤了。所以老年人志最好是每天坚持走路，走到什么时候呢？走到身上微微有汗，气血开始运动起来就行了，这时内在的废弃物就已经排出了，这就达到目的了，不要大汗淋漓。

如果大家从50岁开始，注意调养肾气，注意疏通气血，多吃骨髓类或坚果类的食物，我想等你到了七八十岁的时候肯定还能健步如飞。

第二节

中年男人，“五八”补肾正当时

人生正壮年，怎么就夫妻那点事儿还就“不行”了呢？怎么如此心力不济？但话说回来，哪个男人不希望自己始终生龙活虎？可是，快节奏的生活，高强度的工作，不堪重负的压力……这些都是中年男人沉重的负担。加上人到中年生理功能由盛转衰，不少人出现腰酸背痛，耳鸣，眩晕眼花，出现了未老先衰的状态，中年男人该怎么养肾呢？

适合中年男人的三味健脾养肾粥

中年男人是家里的“顶梁柱”，承担着较大的工作压力，饮食没有规律，而且应酬繁多，这些都会影响肠胃对饮食的正常吸收，久而久之使机体抗病能力大大下降，不仅精神紧张易疲劳，还常常伴有腰膝酸软、手脚畏凉、失眠等症状。所以，对于身处这个阶段的人来说，养肾要做些调整，先养脾胃再调肾，下面推荐三味健脾养肾粥。

杜仲煨羊腰

配料：杜仲 10 克，羊腰子 1 只，生姜 2 片，红花油 1 勺。

做法：将羊腰子用水泡，去除异味，然后切片。杜仲过水洗，去除杂质。将一勺红花油放锅中，待六成热时切入生姜两片爆锅，之后把羊腰放入锅中翻炒 2 分钟，再把杜仲放入，同时加一碗水，小火煨30～40 分钟，出锅前放适量盐和味精。将羊腰带汤一起食用。

功效：在肾阳虚的情况下食用。杜仲、羊腰皆可以补肾助阳，对阳痿、腰膝酸软等症状起调理作用。

白术枸杞粥

配料：白术 15 克，首乌 10 克，枸杞子 20 克，白米 250 克。

做法：白术和首乌入锅煮，经一段时间后捞出，将其汤与枸杞子、大米一起熬至入味。

功效：健脾补肾，强壮肌肉。白术补气健脾，首乌可补肾、补血、养脑、乌发、安神，枸杞子能养血补肾。

莲子芡实粥

配料：莲子 50 克，芡实 15 克，大米 300 克。

做法：三味一起熬，水要多放一些，不要使粥过稠。

功效：莲子可以健脾宁心，芡实能够健脾补肾，常喝能够缓解压力，防止因工作紧张造成的失眠等不适。

忙里忙外，天天热水泡脚肾不虚

俗话说："树老根先枯，人老腿先衰。"为什么脚如此之重要，泡脚有如此之神效呢？祖国医学认为，脚为六经之根，不仅是足三阴经的起始点，还是足三阳经的终止处。仅从穴位来看，脚踝以下就有 33 个穴位，双脚穴位达 66 个，它们分别对应着人体的五脏六腑。

泡脚水的组成：泡脚水一般取自来水、河水等为基水。通过泡脚治病的可根据不同疾病加入不同的药物。

泡脚水的温度：泡脚水的温度以 30～38°为宜，但最好不要超过 40°。

泡脚容器的要求：质地应无害、安全、保温性能好；高度一般泡脚盆的高度最好超过 20 厘米（没过踝关节）可买微电脑浴脚器。

泡脚次数、时间的要求：如一般保健泡脚，每日 1 次即可；如患有某种疾病每天至少 2 次以上。每日什么时间泡脚为宜：如 2 次，一般上午 10 点 1 次，晚上睡前 1 次，因为睡前泡脚对消除疲劳大有好处，可使人睡得更甜，容易进入“倒床不复闻钟鼓”的境界。

此外，每次泡脚时间一般为 30 分钟以上，但对于如慢性风湿性关节炎、慢性高血压等要适当延长一些。每次具体时间还需根据泡脚者的年龄、性别、疾病情况等及泡脚后的感受来逐渐调整。

泡脚的方剂选择：将以下方剂煎汤至 2000 毫升左右，水温保持在 40℃左右为宜。不同的个人情况有不同配方。

遗精、早泄：仙鹤草 40 克，黄芩 10 克，丹皮 10 克，芡实 30 克，女贞子 30 克，狗脊 15 克，桑葚 30 克，知母 12 克，黄柏 12 克。

足跟、足踝关节痛：寻骨风 30 克，透骨草 30 克，鸡血藤 30 克，乳香 10 克，没药 10 克，血竭 10 克，王不留行 15 克。

泡脚的注意事项：① 注意卫生（最好以家庭为主）。② 切忌求快。③ 切忌三天打鱼、两天晒网，要坚持不断才能受益终生。④ 儿童禁止泡脚。⑤ 某些急性感染性疾病禁止泡脚。⑥ 出血性疾病禁止泡脚（包括急性外伤出血，如泡脚会引发意外，后果不堪设想）。

护腰＝护肾，办公男护腰是关键

什么是办公男？简单说就是办公室里坐班的男人，办公男是一个什么状况呢？大多数人如此：在办公室电脑前一坐近 10 小时，开车回家再坐一两个小时，到家又是一屁股坐进沙发，长期单一动作会导致腰部肌肉痉挛，腰部受力均衡性受到破坏，极易导致肌肉韧带疲劳，并加速椎间盘的衰老。时间久了，就会出现腰酸疼、弯腰困难等症状。

然而，这一现状并没有随着生活的提高而改观。相反，现代快节奏的生活方式、过大的压力和缺乏运动等不良生活习惯，使男人的腰负担越来越重。据国家骨科疾病防治权威机构的调查统计，在30～40岁的男性人群中，有59.1%的人患有颈椎、腰椎病。

怎么办呢？一个简单的养腰公式是：护腰＝护肾。这是为什么呢？中医认为“腰为肾之府”，“腰不好”等同于“肾不好”。按西医解剖学的理论，肾在腰的两侧，在这一位置出现腰酸等症状，首先就是考虑肾虚、肾气不足。肾虚可致髓海不足，脑失所养，出现头晕、耳鸣。肾藏精，肾精化生出肾阴和肾阳，相互依存、相互制约，对五脏六腑起到滋养和温煦的作用。如果这一平衡遭到破坏或某一方衰退，就会发生病变，男性会出现性功能问题，如早泄、滑精等，严重者甚至会影响生育。因此，对男性来说，护腰就是保护男性的根本。

下面推荐两种基本护腰法。

1. 按摩法

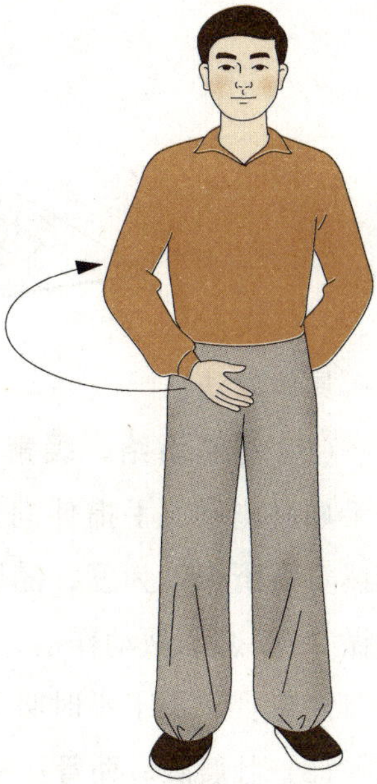

两手握拳，手臂往后用两拇指的掌关节突出部位，自然按摩腰眼，向内做环形旋转按摩，逐渐用力，以酸胀感为好，持续按摩10分钟左右，早、中、晚各1次。

2. 转腰法

双脚分开与肩同宽，脚与膝关节朝前，微微屈腿。上身以腰为轴，用头带动整个颈部及上肢，慢慢转动直到最大角度，再转到前面。整个过程中腰尽量做到直立，左右各做10～20次。这个动作可以减轻单一姿势导致的腰痛，有效锻炼腰部肌肉群，提高腰部力量，同时对脊柱骨、椎间盘等腰部关节疾病的预防与康复有一定作用。

此外，控制体重、游泳也能很好锻炼腰部，尤其是蛙泳，不仅可以锻炼到腰腹肌，还能够保障脊椎间组织的营养供应，维持它的弹性，提高脊椎抵抗外来冲击的能力。

端坐强肾操：补肾，固精，壮腰膝

"生命在于运动"，养肾也不例外。肾亏精损是引起脏腑功能失调、产生疾病的重要因素之一，通过运动养肾纠虚，是值得提倡的积极措施。

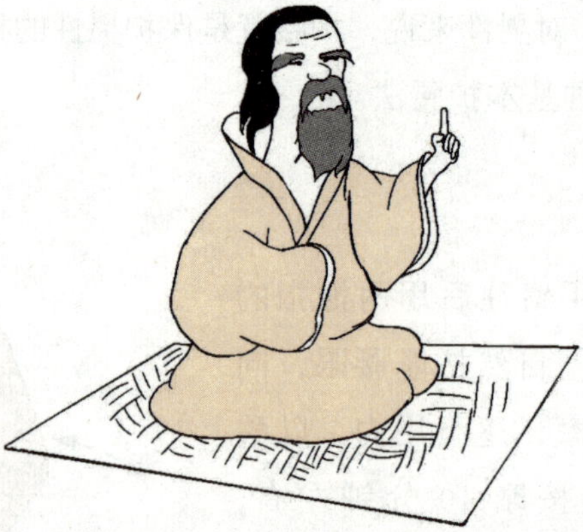

具体做法：

(1) **舒筋活络，缓解气短**：端坐，两腿自然分开，与肩同宽，双手屈肘侧举，手指伸向上，与两耳平。然后，双手上举，以两肋部感觉有所牵动为度，随后复原。连续做 3～5 次为 1 遍，每日可酌情做 3～5 遍。做动作前，全身宜放松。

注意：双手上举时吸气，复原时呼气，且力不宜过大、过猛。

(2) **壮腰膝、助肾**：端坐，两腿自然下垂，先缓缓左右转动身体 3～5 次。然后，两脚向前摆动 10 余次，可根据个人体力，酌情增减。

注意：做动作时全身放松，动作要自然、缓和，转动身体时，躯干要保持正直，不宜俯仰。

（3）**温肾强腰、固精、活血：**端坐，松开腰带，宽衣，将双手搓热，置于腰间，上下搓摩，直至腰部感觉发热为止。

你“虚”了吗？肾虚男人保肾药膳

对于肾虚，中年男人表现得比较“敏感”，所以，一般来说，不虚而当虚来调治的很多，所以，这里首先要强调的是，注意要确定自己是否肾虚的现实。如果一旦确定肾虚，该做何调整呢？这里为中年男人推荐几款药膳方。

（1）中年肾虚，腰腿无力、酸痛：每次用100克粳米加入3～5粒生板栗煮成粥，粥熟后加入适量精盐（因为咸味是入肾经的，这样可以起到“引经”的作用，治疗效果会更好），每天1～2次，1周后就会有明显的好转。

（2）中年肾阳不足，精血虚损所致的形体羸瘦，腰膝酸软、疼痛，遗精阳痿等：鹿角胶粥6克，粳米100克，将粳米煮成粥后，将鹿角胶打碎放入热粥中溶解，加白糖适量。

（3）中年肾虚阴亏所致的体质虚弱、腰膝酸软、失眠盗汗：海参（切碎）50克，粳米100克，同煮成粥，加少许葱、姜、食盐调味。

（4）中年阴阳俱亏所致的腰脊疼痛、腰膝酸软、腿足痿弱、头晕耳鸣：枸杞10克，猪肾1个（去内膜，切碎），粳米100克，葱、姜、食盐各少许，同煮成粥。

（5）中年人肾阳虚衰所致的畏寒肢冷、腰膝冷痛、小便频数、夜间多尿、便秘：肉苁蓉10克，羊腰1个（去内膜，切碎），粳米100克，同煮成粥。

改邪从良，不良习惯毁了男人的肾

人们生活水平越来越高，肾虚往往少有营养缺乏的问题，正是这样，肾的问题往往被忽视，认为吃得这么好，怎么会虚呢？大家忽略了生活节奏的加快，导致了很多人饮食没有规律，不良生活习惯成为了伤肾的“罪魁祸首”，而已经患肾病的朋友却会更加严重。

不良习惯 1：不喝水喝饮料

很多人认为，喝白开水就是亏待自己，喝饮料是一种生活质量提升的表现。其实这是一种误区。相比之下，汽水、可乐等碳酸饮料或咖啡等饮品理所当然地成为了白开水的最佳替代者。但是，这些饮料中所含的咖啡因，往往会导致血压上升，而血压过高，就是伤肾的重要因素之一。

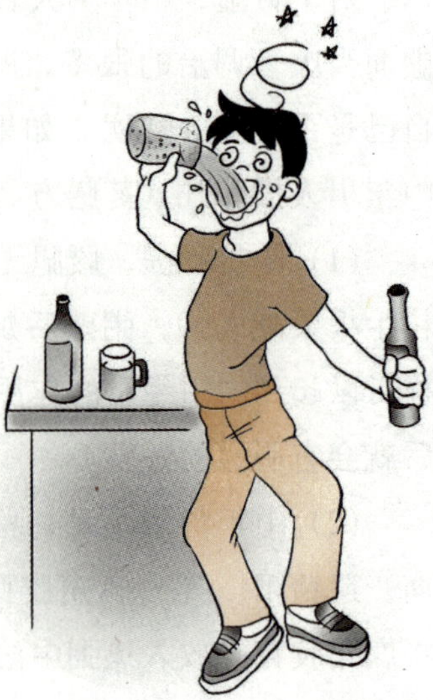

解决方法：少喝饮料，多喝开水。尽量保持每天饮用 8 大杯白开水以促进体内毒素及时排出。

不良习惯 2：大量吃肉

如果尿中发现有尿蛋白，又吃了太多肉类，长期如此会使肾功能受到损害。美国食品协会曾经建议，人类每日每千克体重的蛋白质摄取量为 0.8 克，也就是说一个体重 50 千克的人，每天只能摄入 40 克蛋白质，因此一天也不能吃多于 300 克的肉，从而避免对肾脏造成太大的伤害。

解决方法：每餐肉类和豆制品的摄入量应控制在手掌大小约 0.5

厘米厚度，如果有慢性肾炎的人，这个量应该再减少。

不良习惯3：滥服止痛药

有研究表明，长期服用混合性的止痛药，人体的血流速度会被迫降低，因此将严重影响肾脏的功能。此外，值得注意的是，止痛药引起的肾衰竭患者也比较容易发生膀胱癌。

解决方法：不管服用哪种止痛药，都只适合偶尔服用，绝对不能长期服用，如果长期需要依赖止痛药，就必须就医做彻底检查。

不良习惯4：吃饭口味重

咸入肾，但口太重则过犹不及。盐是一把双刃剑，过多则是肾负担加重的重要元凶。我们饮食中的盐分95%是由肾脏代谢掉的，摄入得太多，肾脏的负担就被迫加重了，再加上盐中的钠会导致人体水分不易排出，又进一步加重肾脏的负担，从而导致了肾脏功能的减退。

解决方法：每日摄盐量应该控制在6克以内，而其中有3克可以直接从日常食物中获得，因此，食物调味时应该保持在5克以内。值得注意的是，方便面中的盐分特别多，经常吃的人最好减量食用。

不良习惯5：啤酒当水喝

如果已经患了肾脏方面的疾病，又无限制地大量喝啤酒，会使尿酸沉积导致肾小管阻塞，造成肾脏衰竭。

解决方法：每年验尿，如果在验血的时候，发现肾脏有问题，恐怕肾功能此时已经受损不轻了，与其等验血来了解肾脏，还不如平时就定期进行尿检，因为验尿是了解肾脏最为简便快捷的方法。

房事过度，男人及时行乐伤肾损寿

房事有度

二十者，四日一泄

三十者，八日一泄

四十者，十六日一泄

五十者，二十日一泄

六十者，闭精勿泄

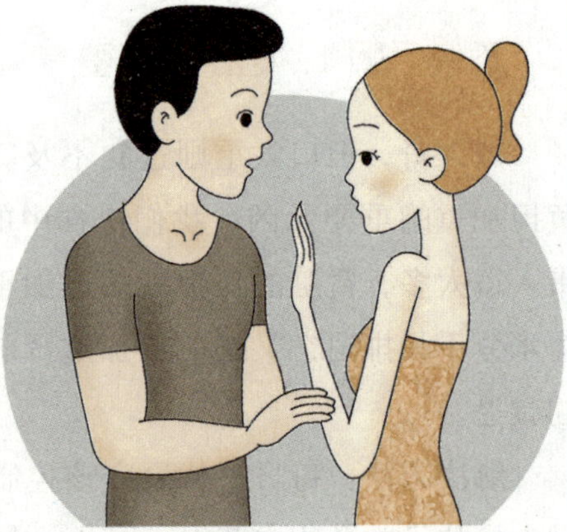

赵先生，还不到 40 岁，却衰老得像 50 岁的人，为什么会这样呢？不知道的说当老板操心大，而知道的人却知道那背后还有“秘密”。原来，赵先生现在当老板了，有钱了，也和老婆离婚了，终日风流快活，沉浸在风月场合，光“小蜜”就有好几位呢！那么，有“小蜜”日子该过得滋润才是，为何这样呢？因为房事直接关系每个人的身心健康。

少年不知保养，老年百病缠身。房事可生人、杀人，所谓生我之门，死我之户，几个醒来几个悟。《千金方》中这样记载：“御女之法，能一月再泄，一岁二十四泄；皆得二百岁，有颜色，无疾病。若加以药，则可长生也。人年二十者，四日一泄；三十者，八日一泄；四十者，十六日一泄；五十者，二十日一泄；六十者，闭精勿泄，若体力犹壮者，一月一泄。凡人气力自有强盛过人者，亦不可抑忍，久而不泄，致生痈疽。若年过六十，而有数旬不得交合，意中平平者，自可闭固也。”这里主要是说我们行房事的时候，要根据自己的年龄有所节制。赵先生已经到了四十不惑的年龄，每天沉浸于风花雪月，把肾精当做口痰一样乱吐，以为消耗的只是一点点蛋白质而已，这种想法只是看到人体的表面现象，没有看到事物的本质。

简单地讲，男人射精首先是人体具备的功能，也是功能在自身真气推动下来实现性行为的，也是意、气的合一体现而产生的聚集能量的一个过程。这种性功能是人体的精气神的合一，所以说精的外泄也是极其宝贵的生命能量消耗。所以，这里要奉劝那些秉承“人生苦短，应及时行乐”者，如果对生命不加珍惜，就像耗费青春一样，时光不再，怕真的就应了“人生苦短”的慨叹！

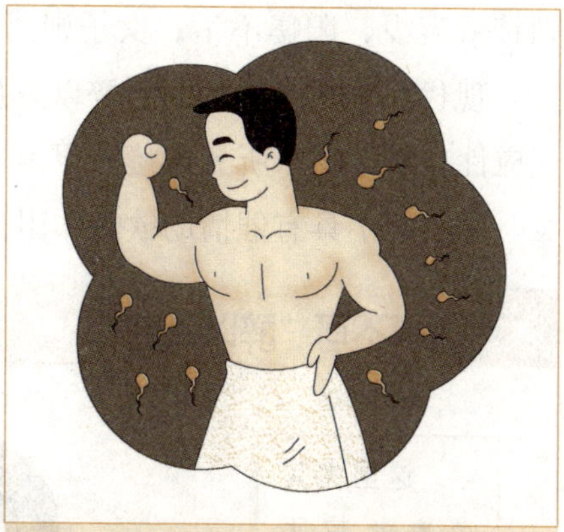

男精女经（血）泄出去的都是人体精微物质，都是生命能量。

欲不可纵。不能像西方医学所讲的：男女交合消耗的只是一点点蛋白质，对人体没有什么影响。唐代大医学家孙思邈说：“精少则病，精尽则死。”说明保精对健身的重要意义。所以，一定要节制性欲，要在“节制”二字上下工夫。我们要“惜精如金，爱命如宝”。安排好个人的性生活，这样就会延缓衰老，青春常在。

交合有时，应酬之后不可“醉以入房”

现代人忙碌之余都喜欢放松放松，除了卡拉 OK 之类的娱乐活动之外，难免就是三朋五友聚在一起推杯换盏。而且在为数不少人的眼里酒是一种催情剂，可以激发人的情欲，提高人的性能力，所以有“酒为色媒人”之说。但是事实并非如此，酒精是刺激性很强的物质，易引起性器官充血兴奋，使人失去自制力而导致房事过度，使肾精耗散过多。所以古人反复告诫：“醉不可以接房，醉饱交接，小者面黯咳喘，大者伤绝脏脉损命。”“大醉入房，气竭肝肠，男人则精液衰少，阳痿不举；女子则月事衰微，恶白淹留。”

现代医学认为，长期的醉以入房，会使人体免疫系统的调节功能适应性减弱。临床所见阳痿、早泄、月经不调等病，常与酒后房事有关。酒不但不具有催情助欲的作用，相反却是高级中枢神经抑制剂。

房事不可“醉以入房”

这里尤其要奉劝那些刚结婚的新婚夫妻，更不要在忙碌一天后，拖着疲惫的身子，带着浓烈的酒味大行房事。

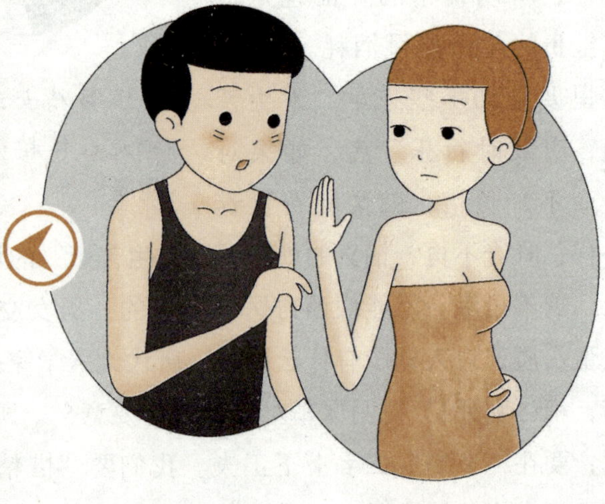

饮酒会短暂地兴奋一下大脑皮质“司令部”，但是很快会转入抑制状态。如果在这短暂的兴奋状态下匆忙性交，会过于激动、鲁莽与粗鲁，甚至失态，性能力容易发生偏差，也容易招惹配偶的责难，这往往是因精神心理状态不良造成的性功能障碍埋下的祸根。有资料表明，过量饮酒后，血液中雄激素睾酮的数量会随之减少。这一方面是由于酒精直接妨碍了睾丸生产睾酮，而另一方面由于在酒精刺激下，肝会加快对睾酮的处理，许多睾酮被分解转变成其他物质。再说，长期饮酒的人，难免会发生一定程度的酒精性肝硬化，对睾酮的处理能力会减弱，结果体内雌激素水平上升。总之，睾酮的减少或雌激素的增多，都会造成勃起功能障碍。

古人云："过饮则分神耗血。""勿以酒为浆，醉以入房。"这里尤其要奉劝那些刚结婚的新婚夫妻，更不要在忙碌一天后，拖着疲惫的身子，带着浓烈的酒味大行房事。记得莎士比亚也有一句名言："酒激起了愿望，但也使行动化为泡影。"

知损益，男人"性福"生活需量力而行

现代人有一个知识的盲区，就是不懂得节制性欲的重要性。现代社会人们生活富裕起来了，交际广了，夜生活多了，有些人生活放荡，盲目追求所谓的"性解放"，性生活放纵、混乱，有的醉后入房，寻欢作乐，更为严重的是嫖娼、乱性。这些实际上都是自己在作践自己，耗精伤身，面无血色，甚至骨瘦如柴，百病丛生。更值得一提的是，有的患了肾虚证，刚治好，在康复期间，强行与妻子过性生活，结果很快又旧疾复发了。"七损八益"就是一个不得不提的养生方略，下面就对"七损八益"作一个具体的介绍。

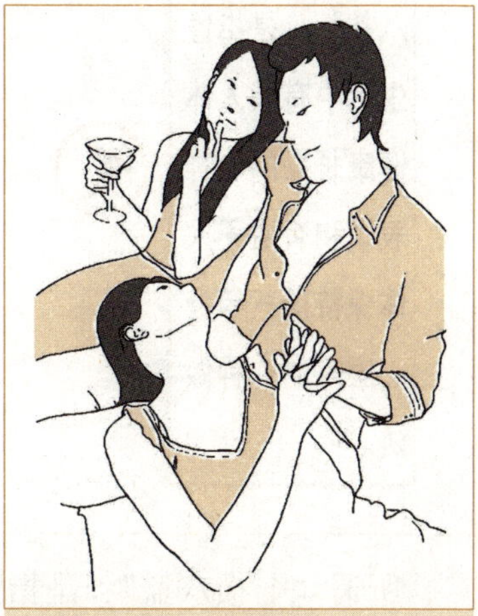

肾病初愈，强行同房，易旧病复发。

中医认为，人体健康调摄的一个重要的方面就是要"法于阴阳，和于术数"，按照《易》数与观察到的人体阶段发育特征相对号。故

此，《素问·上古天真论》认为，男子八岁肾气始盛，至四八而极，此为男子的四益；女子七岁肾气始盛，至四七而极，此为女子四益，合为八益。男子肾气五八始衰，至八八而竭，此为男子的四损；女子五七始衰，至七七而竭，这是女子的三损，合为七损。这就是《素问·阴阳应象大论》的“七损八益”。为什么是七和八呢？数字上我们已经明白其中男女结合的加法运算。此外，七为少阳之数，而八为少阴之数。女子得“七”，使得女本阴体而得阳数者，此为阴中有阳；男子得“八”，使得男本阳体而得阴数者，此为阳中有阴。

七损八益

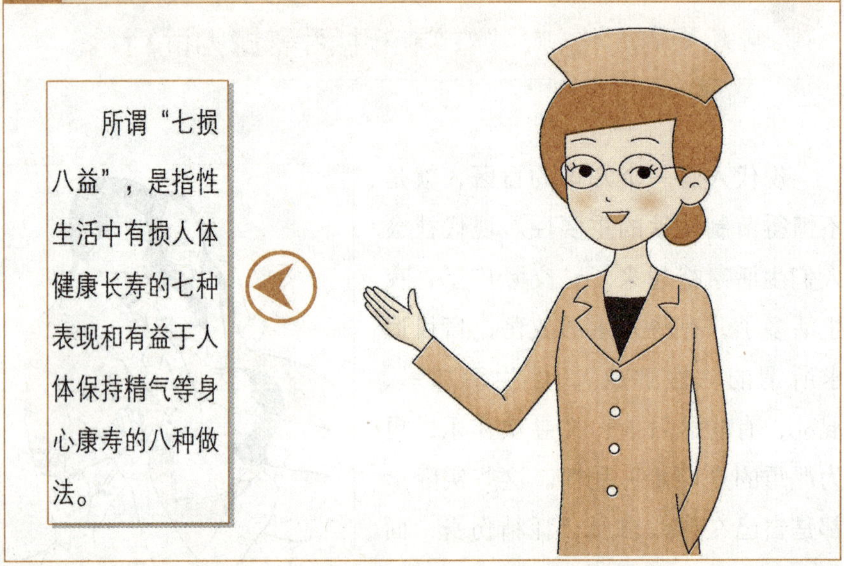

所谓“七损八益”，是指性生活中有损人体健康长寿的七种表现和有益于人体保持精气等身心康寿的八种做法。七损，即“一曰闭，二曰泄，三曰竭，四曰勿，五曰烦，六曰绝，七曰费”。拿今天的话来说，房事七损即为：“闭”是指在性交的时候阴茎疼痛，精道不畅，没有精子可射，此为一损；“泄”是指男女在性交时虚汗淋漓，精气外泄，此为二损；“竭”是指房事没有节制，放纵肆行而气血耗竭，此为三损；“勿”是指虽然有强烈的性欲冲动，却因阳痿不举而不能交合，此为四损；“烦”是指交合时呼吸梗阻，神昏意乱，此为五损；“绝”是指双方在性欲的有无或者在性欲的节律上步调不一致，从而使一方无性欲或者还没有进入状态的时候而强行交合，这时双方特别是对女方的身心健康非常不利，甚至还会伤及胎孕，从而影响到下一代，所以，将这种几乎陷入绝境之损定为“绝”，此为六损；“费”是指当交合时过于急速，性之欲来去匆匆，因为其间还滥施泄泻耗费了精气，故而称为“费”，其为七损。

那么，何为八益呢？

魔高一尺，道高一丈。针对房事交合中对人体有害的七种性交时候的表现，古人又提出了房事生活中对人体有益的八种做法，即“八益”，是指：“一曰治气，二曰治沫，三曰知时，四曰蓄气，五曰和沫，六曰积气，七曰持赢，八曰定顷。”一益，调治精气，即在性交之前先要练气导引，使周身气血通达；二益，致其津液，即不时吞服舌下津液，可致其阴液；三益，交接时机，即在房事交合的时候要掌握好时机；四益，蓄养精气，即做到强忍精液而不外泄；五益，调和阴液，即上吞唾液，下含阴液，双方在交合中的协调；六益，聚积精气，即交合时要有所节制，以积蓄精气；七益，保持盈满，即交合之时不可精疲力竭，要留有一定的余地，保持精气充盈，做到不伤元气；八益，防止阳痿，即两性在交往的时候，不要贪恋享乐，以防止倾倒。

这里对于房事养生中于身心有害的七种做法和八种有益的导引的方略都作了具体的说明，可见，“七损八益”是在综合性心理保健、性生理保健、性行为规范、气功导引等多方面知识的基础上总结出来的房事养生方法。因此，在性生活过程中我们也要善于利用“七损八益”的方法来调摄性生活。对于七损无论是贪恋享乐还是无知而犯都会于健康有损，于生活则往往事与愿违，适得其反，需要放弃；而对于八益，则往往能在我们有节制地享受美好性生活的同时，获得养生之道，可谓是“双赢”。

补肾壮阳，男人莫忘多吃虾

中医养生认为，虾，性味甘温，有补肾壮阳的功能。现代营养学家一致认为，虾营养价值丰富，脂肪、微量元素（磷、锌、钙、铁等）和氨基酸含量甚多，还含有激素，有助于补肾壮阳。但有一点需要留意：虾无疑对肾阳亏者有效，但阴虚阳亢者不宜多吃。那么，肾虚患者该如何因人而异进行补气益肾呢？结合日常食谱，推荐如下。

调肾气不足之米酒炒大虾

【原料】对虾300克，米酒适量，生姜3克。

【做法】将对虾去肠洗净放入米酒中浸泡15分钟后取出，加油、生姜猛火炒熟，调味上碟。

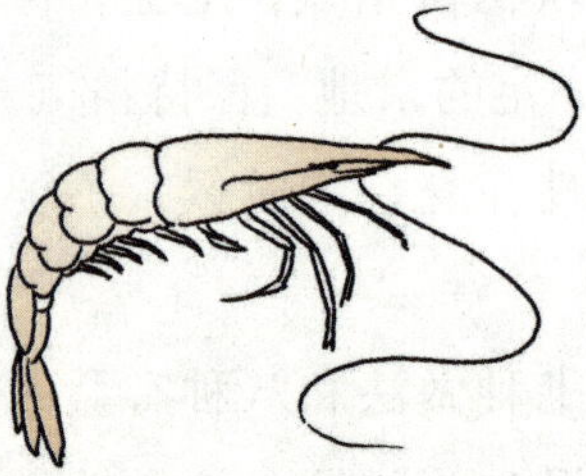

营养功效

通血脉，补肾壮阳。主治肾气不足、阳痿。

调肾虚、阳痿之醉虾

【原料】虾600克，绍酒适量。

【做法】将虾洗净，剪去头须，除净肚肠。再将虾与绍酒一同煮2分钟，根据自己喜好，适当加调味品。浸泡1小时后可以食用。

营养功效

主治性功能减退等症。

调肾虚、阳痿之韭菜炒虾仁

【原料】韭菜适量，鲜虾250克，生姜3片。

【做法】将虾去肠去壳，爆香姜片，放入鲜虾炒熟。韭菜炒熟，与虾一起上碟即可。

营养功效

主治肾虚、阳痿等。

对于以上具有补肾助阳作用的食疗方，只能根据身体状况适当进补，不能没有限制地过量进补，否则“过犹不及”，可能会带来不良反应，对身体造成不必要的伤害。

燕尔新婚，蜜月期男子的补肾食方

新婚蜜月里，男人“性”趣盎然，容易出现非病理性的阳痿或早泄，故而在新婚期间适当进补，对男人来说是非常必要的。概括起来看，可以采取以睡补神、以药补精、以食补气三种方式，简要说明如下。

1. 以睡补神

在兴奋和欢愉中一定要注意休息，当发现身体有疲劳的征兆时，不妨学会忙里偷闲，适当休息，要保证有充足的睡眠时间，此为补神的最佳方法之一。

2. 以药补精

一般说来，在婚前一个月可适当服用一些六味地黄丸、补肾强精片；婚后蜜月期可服人参养荣丸。此外，枸杞炖猪腰汤、海参炖黑芝麻汤等食品也是良好的食疗补肾方。

3. 以食补气

新婚燕尔，房事过频，适当多吃点补肾强精的食物和药物，很有必要，这里介绍几种有效的新婚男子补肾食疗方。

（1）枸杞子 30 克与猪肾 2 个炖服。

（2）海参 30 克、黑芝麻 60 克炖服。

（3）鲫鱼 2 条、核桃仁 30 克、大米 250 克煮粥服。

(4) 肉苁蓉30克沙锅煮烂去渣，加入100克精羊肉和糯米250克，共熬成粥，食时加少许姜、葱、盐调味服。

(5) 桑葚、桂圆肉、大枣各250克，煮烂去渣留汁，浓缩再加适量白糖熬至拔丝，倾倒在干净的大理石或不锈钢板上，抹平，冷却后切块常服。

此外，多吃一些富含高蛋白的食物，如鸡、鱼、蛋，可以弥补劳累对气血的耗损；维生素E能调节人的性腺功能，微量元素锌是夫妻生活的调节剂，多食绿色蔬菜、动物肝、植物油、青豆等食物可以补充上述元素。

第三节

中年女人，“五七”补肾要及时

一项对35～50岁之间、涵盖了70多个不同职业、涉及5001例中年女性妇科疾病的病例调查显示：乳腺增生、宫颈炎、子宫肌瘤、阴道炎、卵巢囊肿等中年女性易患的妇科疾病。这些疾病直接或者间接都跟肾不好有关。曾经人们一度以为肾虚只是男人的专利，实际上，女性肾虚也日益明显，特别是许多白领女性。一边是工作，一边是家庭，还要注意未来的孕育之事，结合爱美等诸多事宜，养肾，女人该怎么做呢？

肾虚，不再是男人的“专利”

现代女性饮食不规律，营养结构也不够合理，肾脏容易过热。另外，长期身处四季不分的恒温办公室中，缺乏运动，导致女性体内缺氧，肾脏虚弱，免疫力也会下降。因此，肾虚不是男人的“专利”。

女性的肾功能状态对女性的青春美丽与健康往往具有更为重要的作用。女性由于一生中要经历经（月经）、带（白带）、胎（怀胎）、产（分娩）、乳（哺乳）等生理过程，加之生活、工作压力，更易使肾中精气不足。尤其是中年以后，女性身体功能开始减退，肾功能开始下降，导致肾虚肾亏，易造成气血两亏、阴阳失调，使女性身体发生退化，逐渐衰老，往往出现腰膝酸软、精力疲乏、脸色苍白、褐斑滋生、皮肤干燥、头发干枯等一系列衰老迹象。因此，补肾对于女人来说比男人更加重要！

那么，女人怎么知道自己的肾是不是虚呢？这里提供一个简略的测试，方便女性对自己的“肾况”有一个初步的了解，也是肾虚易患者的警示。

(1) 早上起床，枕头上总是会落下不少头发；腹部肌肉松弛无力，苍白无血色。

(2) 一日三餐，进食甚少，甚至连自己喜欢的菜，也会味同嚼蜡。

(3) 皮肤愈来愈干，脸上出现鱼尾纹、黄褐斑等。

(4) 乳房明显没有以前坚挺，肌肉也松弛了。

(5) 体重有明显增加或下降趋势。

(6) 月经严重失调或经血颜色有异。

(7) 记忆力明显下降，经常丢三落四，忘记事情。

(8) 晚上经常睡不着觉；常做梦；睡得再多，还是感觉累。

(9) 尿频。

(10) 抵抗力明显下降，常感冒。

(11) 感到情绪抑郁，经常发呆。

(12) 总是很想发火，却又没精力发作。

(13) 无精打采，工作时没多久就感觉胸闷气短，想休息却又睡不着。

(14) 对污染、噪声变得十分敏感。

(15) 不再热衷朋友聚会。

(16) 性能力和性欲显著下降，经常感到疲惫不堪。

肾关乎着我们的美丽、我们的“性”福，还不快来测测，你的肾到底怎么样了。上面的选项中，如果在你身上已经出现了5项的话，当心，你的肾已经在发出警示啦！

肾气旺盛，女性才会容颜姣好

男人要补肾，女人也需要。中医认为，女性特有的生理现象如经、带、孕、产、乳等都与肾中精气关系密切。女性以血为本，气血又是月经、孕育、哺乳的物质基础。只有肾气旺盛，女性才会在外表上表现出容光焕发，容颜姣好。

肾虚的女性，首先体现的是外在的容颜，脸色苍白、早衰、生斑、暗黄、消瘦、没有精神等，还有月经不调，性冷淡，畏寒怕冷，甚至还影响到生育。中年女性肾虚比例相当高，甚至高于男性。许多妇科疾病都与肾虚有关，腰酸腿痛、手脚怕冷、面色发白、经期后推等是肾阳虚的表现；腰膝酸软、头晕耳鸣、失眠健忘、盗汗、经少经闭、宫寒不孕等症状则是肾阴虚的表现。下面推荐两道食疗菜肴。

冬虫夏草怀山药鸭汤

虫草 15 克，怀山药 20 克，鸭 1 只。将鸭和虫草、怀山药放入锅内隔水炖熟，加点调味品即可。每周可食用一两次。

本汤滋阴补肾，适用于因肾阴不足而导致的失眠、耳鸣、腰膝酸痛、口干咽燥等。

鹿茸枸杞猪腰子汤

鹿茸 10 克，枸杞子 25 克，猪腰 2 个（去内膜，切碎），然后将猪腰放入锅中，加生姜小炒至熟，与鹿茸、枸杞放入锅内隔水炖熟，调味即成（进食时可加半匙白酒）。每周可食用一两次。

本汤补肾阳，适于因肾阳亏损而造成的头晕、耳鸣、疲倦无力、怕冷等。

从养生保健角度讲，肾中精气是生命活动的物质基础，随着年龄增大，肾中精气则会逐渐衰退，所以说肾虚是身体长期性消耗的结果。当女性出现肾阴虚症状时，还可选择六味地黄丸进行调理保健。

保元汤，美颜保肾养出十足女人味

男人养肾，在很多人看来是情理之中的事，说女人养肾，很多人都觉得新鲜，那么，究竟对女人而言，肾到底有多重要？女人的肾为什么就这么“脆弱”呢？

随着社会的进步，生活节奏和工作强度不断地加快加大，现代女性正承受着前所未有的竞争压力，生活变得没有规律，快餐成了家常便饭，加上女人要经历比男人更多的生理历程，尤其是到了中年以后，女性身体机能开始减退，肾功能也随之下降，导致肾虚肾亏，造成气血两亏、阴阳失调，使女性身体发生退化，逐渐衰老，往往出现腰膝酸软、疲乏、脸色苍白、褐斑滋生、皮肤干燥、头发干枯等衰老迹象。据报道，全世界每年有25000名女性发生急性肾衰竭，每4个女人中就有一个患过不同程度的肾脏疾患，而男性的肾病发生率仅为1/100。

如何美颜保肾呢？这里为大家推荐慈禧当年曾用的保元汤。

原料：活鲫鱼1条（约500克），瘦牛肉250克，猪蹄1个，生山楂、红枣各适量。

用法：将鲫鱼杀死，去除鳞杂及内脏。将牛肉切成碎块，将山楂和红枣去核。将去核的山楂、红枣与猪蹄、鲫鱼、牛肉块一起放入沙锅中，加2升清水，先用大火煮沸，再用小火炖煮一天或一夜，待其冷却后除去汤面上的浮油即成。此汤中不需放盐、糖等调味品，服用前应先加热，早晚各服一碗，可长期食用。

功效：鲫鱼中含有丰富的蛋白质、脂肪、钙、磷等营养物质，具有健脾益气的功效。牛肉中含有丰富的蛋白质、脂肪、维生素A、B族维生素、维生素D、钙、磷、铁等营养物质，具有健脾益肾、补气养血、强筋健骨的功效。红枣中含有多种维生素、胡萝卜素等营养物质，具有益气补血、健脾和胃的功效。山楂中含有多种维生素、柠檬酸、山楂酸、苹果酸、蛋白质、钙、磷、铁等营养物质，具有活血化瘀的功效。猪蹄中含有大量的胶原蛋白质，能使人体细胞得到滋润，保持充足的水分，从而可延缓皮肤的衰老。因此，保元汤具有很好的补血活血、补气健脾、养颜、防衰老的功效，特别适合中老年人服用。

需要注意的是，保元汤一定要用沙锅炖煮，因为沙锅是陶制品，能较好地保持汤液的色、香、味。用沙锅熬汤时要加足水，切忌中途向汤中添加冷水，因为加热中的肉遇冷会立即收缩，肉中含有的蛋白质就不易溶解出来，从而使肉汤失去鲜味。正确的做法是，将保元汤用旺火煮沸，再用小火炖煮 20 分钟，撇去浮沫，此后一直用小火使其保持沸腾的状态，这样可以使肉里的蛋白质更多地溶解在汤中。

滋阴养肾，女人不吃药的养肾宝贝

俗话说：男怕伤肝，女怕伤肾。现代女性生存压力加大，办公室普遍使用空调导致空气干燥浑浊，以及女性自身的免疫力低和其特有的生理特点，导致现代女性出现炎症的比例越来越高，肾病逐渐成为女性的大敌。轻则面色灰暗，颜面失色，重则影响到正常的“性”福以及做妈妈的权利。

女人身体不好，要滋阴，要补血，还要补肾，但又不要吃一大堆药，该怎么办呢？为大家介绍几种养肾宝贝，让你一步到位！

1. 当　归

当归 30 克，益母草 50 克，煮沸后加入鸡蛋再煮 1 小时。用于血虚血瘀所致的月经不调、痛经、产后腹痛。当归对子宫的作用取决于子宫的功能状态而呈双向调节作用，还可用于慢性肾衰竭所致的肾性贫血。

2. 阿　胶

阿胶炖红枣：红枣 30 枚煮熟，加入阿胶 10 克烊化。用于血虚经少、冲任不固的崩漏及妊娠下血。阿胶含多种氨基酸，治疗贫血优于铁剂，可改善体内钙平衡，可用于尿毒症肾性贫血。

3. 龙　眼

龙眼肉 30 克，枸杞 20 克，煮沸后，加入剥皮的熟鸡蛋，再煮半小时。用于肝肾亏虚所致的血虚失眠、心慌等更年期症状。

4. 黑　豆

黑豆 50 克，核桃仁 30 克，猪肾 1 个，共炖 2 小时，低盐调味。用于肾亏月经稀少、慢性肾病蛋白尿。

5. 黑芝麻

黑芝麻 50 克，塞入鸡膛中，加水炖 2 小时。用于精亏血少的月经病。

6. 何首乌

何首乌 50 克，浓煎取汁，猪肝 100 克，切片炒熟，加入首乌汁。用于更年期阴亏火旺，头晕眼花，虚烦失眠，性情急躁，还可用于慢性肾衰竭。

7. 海　参

水发海参 100 克，加水煮烂，调入冰糖。用于经前紧张综合征及更年期综合征。

8. 龟　甲

甲鱼1只，枸杞30克，加水炖2小时。用于阴虚血热冲任不固的崩漏，月经过多。

性冷淡，女人慎防“肾阳虚”

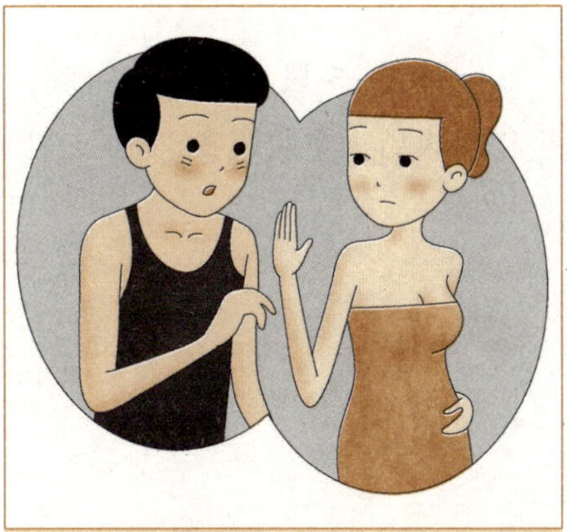

大多数女子性冷淡则是由于情绪抑郁、恐惧、性生活不协调等心理因素造成的。

有人说习惯会让性高潮变成性低潮，意思是说大家习惯怎么做爱之后都不去改变，一成不变的性，自然让性欲慢慢降低，尤其是女人。有这样一个触目惊心的数字：女性性冷淡的发生率为30%～40%。也就是说，每三个女人就有一个性冷淡。女人对性生活缺乏快感，甚至淡漠、厌恶，中医上称为“阴冷”。这种情况的出现，原因是多方面的。情绪抑郁、恐惧、性生活不协调或者卵巢功能不足、肾上腺皮质和脑垂体功能失调，均是本病的原因。而大多数女子则是由于情绪抑郁、恐惧、性生活不协调等心理因素造成的。

中医学认为，该病多因为下元虚冷、寒气凝结，或肾阳虚衰、风冷之邪乘虚侵入，冷气乘于阴部所引起。此病的治疗，主要是消除女方对性生活的紧张和厌恶情绪，正确了解性生活知识和有关的生理解剖知识，并且要互相理解彼此配合。女子性欲冷淡，除了心理治疗外，配以适当的食疗法，对改善性功能、提高性欲有较好的效果。下面介绍女人性冷淡的食疗方法。

虫草炖鸡肉

冬虫夏草 4～5 枚，鸡肉 300 克，以上共炖，煮熟后食肉喝汤。

五香羊肉

羊肉去肥油，蒸熟或煮熟，切片，加蒜、姜、豆豉、葱、茴香、五香酱油等调料拌食。

麻雀粥

麻雀 3～5 只，去毛及内脏，切碎炒熟，与大米同煮粥，加葱、盐和调味品，空腹服食。

肾虚，女强人当心“性福”力不从心

34 岁的王女士，是一家公司的副总，在别人眼中，她事业有成，家庭和睦，正值大好的青春年华，可是不知道为什么她最近总是皱眉头。原来，年初时她总是感到腰酸背痛，吃不好，睡不香，开始认为是因为过年比较累的原因，所以没有在意。但是这种情况过了好久也没有好转，反而越来越严重，最近连夫妻生活也感到力不从心了。王先生也开始怀

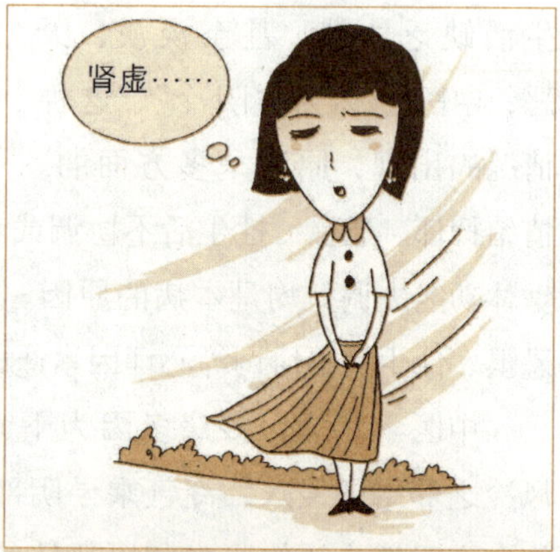

腰膝酸软、头晕耳鸣、夜尿频多、体力不济、记忆力下降、月经不调、心烦气躁等都是女性肾虚综合征的信号。

疑她是不是在外面有了别的男人。她把这些烦心事告诉了医生，医生毫不犹豫地指出这是由于“肾虚”引起的。王女士很不解：“男人性生活下降是肾虚惹的祸，这是大家都知道的事实，可是女人肾虚也要影响性生活?”

大家知道“肾藏精”，这个“精”并不是男人“精液”的“精”，而是我们的生命之本。何谓生命之本？本乃根本，就是说肾是我们生命的根，是我们孕育下一代的基础，女人的生殖系统就是在肾精的呵护下逐渐发育成熟的。树木没有根会枯萎，女人的“根”出现了问题，肾精不足，就会出现一系列的连锁反应，导致女人性功能、月经等出现问题，严重的还会影响生育能力。人们往往把“肾虚”狭义理解为性功能下降，但实际上肾虚是一个广泛的概念，包括泌尿系统、生殖系统、内分泌代谢系统、神经系统等诸多系统的相关疾病表现出的综合征。腰膝酸软、头晕耳鸣、夜尿频多、体力不济、记忆力下降、月经不调、心烦气躁等都是女性肾虚综合征的信号。

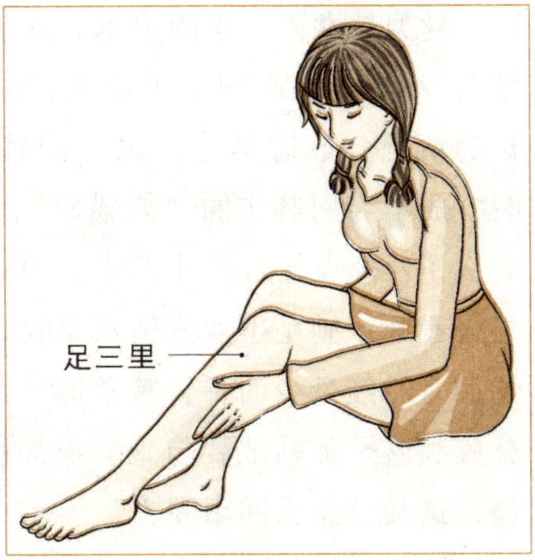

要正确认识肾虚，很多人谈虚色变，其实肾虚并不是一种具体的病，更多时候是接近于亚健康状态。哪些因素会让女性肾虚呢？衰老是引发肾虚最不可抗拒的因素。其次，房事过度、流产次数多，因过量消耗体内阳气成为女性肾虚的重要原因。同时，熬夜、减肥、吸烟等生活方式也是导致女性肾虚的间接因素。许多人一直认为肾虚是男性的“专利”，其实，女人受生理、病理因素影响也容易发生肾虚，且女人肾虚的比例相当高，并不低于男人。在现代社会中，多数女人快节奏地工作和生活，长期精神紧张、超负荷工作，在不知不觉中将人体代谢平衡打破，出现精力透支的状况，肾虚也就随之而来。

那么，怎样调理才能避免肾虚的发生呢？

建议每天洗脚后按摩相关的穴位，比如足三里等。如果你觉得太麻烦，记不住那么多的穴位，那我告诉你个小窍门，买一把刷子。现在商场里有卖专门刷脚的刷子，这种刷子有什么好处呢？它一面是刷子，另一面是浮石，可以把脚上厚厚的角质层清除掉，如果你觉得每天去角质太麻烦，可以一周清除一次。如果你买不到这样的刷子，我建议你可以买一把毛比较软的普通刷子代替。另外，肾主二阴，只要有时间，你可以每天都做提肛运动，这个运动不仅可以保护你的肾气，还能紧缩阴道，使性生活更加和谐！

六味地黄丸，女性的“肾宝”

爱美是女人一生的追求，人人都想拥有“天使脸蛋，魔鬼身材”。小王今年刚刚二十出头，由于工作压力大常常面临熬夜加班的情况，最近早上醒来一照镜子，惊诧不已，这是不是自己啊？成了名副其实的“熊猫眼”，而且脸色暗淡无光，自己这是怎么了？李女士今年小三十，事业刚有起色，家庭也很稳定，在外人看来，她是事业爱情双丰收，但最近她却有了羞于启齿的烦恼，月经经量少而稀，常常提早或延迟，平时白带有些发臭，老公每次温柔体贴地要与她缠绵都被她拒绝，因她对性事提不起兴趣，这又是怎么回事呢？

其实以上两个实例都是身体发出的危险信号——肾虚，不要总以为肾虚只是男人的事，女人也会出现肾虚，并总是以身体的某些症状表现出来，出现肾虚后的常见信号有：

第一，头晕、耳鸣

你也许会认为头晕、耳鸣是脑部问题。但你有没有想过它可能是肾脏在呼救？肾开窍于耳，虚则耳鸣，主脑髓，脑髓不充则头晕昏聩。所以头晕、耳鸣是肾虚的信号之一。

第二，水肿

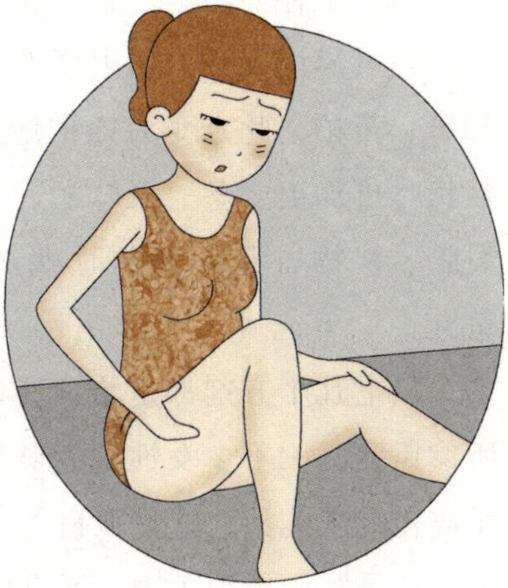

肾主水，通调一身水液。肾气不足时，身体调节水分功能、代谢功能下降，因而出现水肿现象，尤以下肢、眼皮最盛。所以，人们往往说出现黑眼圈的人肾亏，这是有一定道理的，黑眼圈实际就是血液循环不畅出现的眼皮水肿。

第三，月经不调，经色暗淡

肾阳虚弱，天癸不足，内分泌状态紊乱，因此出现月经不调。肾气虚弱，长期劳累，伤及肾阴。而肾藏精，精血同源，月经又以精血为基础，所以当女性肾阴亏虚时则月经量少而色暗淡。

第四，性欲低下，宫寒不孕

女性生殖系统是在精气的呵护下逐渐发育成熟的。若肾阳不足，会导致肾气不化，卵巢功能低下，故性欲低下。肾阳不足的另一个表现就是宫寒不孕。阳气不足，肾精不能化气，子宫阴冷，阴阳不调，所以不孕。

出现肾虚状况后，如何养肾补肾呢？女性各个年龄段都有补肾的侧重差异。如 20 岁女人补肾要点：养肝明目，滋阴补肾；30 岁女人补肾要点：滋阴润燥，调整月经；40 岁女人补肾要点：健脾固肾，强身健体。具体用药时中医讲求辨证论治，需要辨明阴阳虚实才可以对症投药。

六味地黄丸是女性爱护自己的一大补肾法宝，它既有补肾健脾之功，又有平肝之效。方中药物三补三泻，如熟地黄、山萸肉、山药，补肾健脾为三补；茯苓、泽泻、丹皮利水渗湿、平肝之火为三泻，是一个补而不腻、补泻平和、诸脏皆可兼顾的一个非常好的方子。还可辨证加减，如出现头晕、耳鸣、潮热、盗汗等症状时可加知母、黄柏，此方变为知柏地黄丸；如出现夜晚口干、渴欲饮水的症状时可加上麦冬、五味子，此方变为麦味地黄丸；如果出现头晕目眩、视物昏花的现象时就加上枸杞子、菊花，此方变为杞菊地黄丸。

以上几个方剂都是治疗肾阴虚的常用方剂，只是症状不同时有所偏重而已。不少女性把六味地黄丸当做是青春美丽的救命药，甚至成箱批发购买，这是很盲目的。中医补肾很有“讲究”，弄清是肾阴虚还是肾阳虚很关键，所以要在医生的指导下服用。

“肾”出美丽，做个“肾”气十足的俏佳人

科学地补肾，用传统医学独特的体系进行辨证治疗，让月经不调、不孕不育、内分泌紊乱远离身边，你也可以做一个“肾”气凌人的俏佳人。出现肾虚症状时，可以针对性地做一些补救措施，下面为六种肾虚患者量身定做。

肾虚一：久劳伤肾

一般女性在 50 岁左右出现围绝经期，而“肾虚”女性则早早表现出闭经、性欲低下、烦躁、焦虑、多疑等更年期症状。中医学认为虚证的本质就是衰老。久劳伤肾的“肾虚”之人衰老速

度较快。

补救措施：注意多休息，还应该多运动。太极拳很有效，是此类肾虚患者的首选，太极拳是一种平缓的、夹带着安逸平和的传统运动方，以腰部为枢纽，因为肾位于腰部，所以非常适合肾虚者锻炼。

肾虚二：美丽的杀手——黑眼圈

很多女人在清晨起床后照照镜子，都会发现一个完全陌生的自己：眼睑水肿，出现难看的黑眼圈，面色苍白无光。千万不可简单地认为是由于没有化妆，所以看起来不习惯！原因也许还是在于肾虚。肾主水，肾虚则水液代谢不利，导致水肿，而眼睑是最容易被发现的部位。至于黑眼圈、面色苍白无光则是由于肾虚导致了血液循环出现问题。

补救措施：改掉睡前饮水的习惯，晚上不是补水时间，因为肾虚时水液代谢不畅，容易水肿。晚上喝点蜂蜜和酸奶，会让你第二天脸色更好。常做强肾操：两足平行，足距同肩宽，目光平视，两臂自然下垂，两掌贴于裤缝，手指自然张开，脚跟提起，连续呼吸 9 次不落地。

肾虚三：怕冷不是因为娇气

办公室里别人觉得合适的温度你是否一直打哆嗦？平时你穿的衣服是否总是比别人多？进入冬天你是否会经常手脚冰凉？你是否一受凉就会拉肚子？有些人总会开玩笑地说："女孩就是娇气啊！"其实女性的这些怕冷现象都是肾阳虚造成的，中医学认为肾虚的人均有副交感神经偏亢进的现象，会导致心跳减慢、血压下降，基础体温较低。

补救措施：可以在日常饮食中注意选择羊肉、狗肉、牛肉、韭菜、辣椒、葱、姜、桂圆等温补肾阳的食物，这些东西都是处于肾阳虚女性的最爱。

肾虚四：最近有点烦

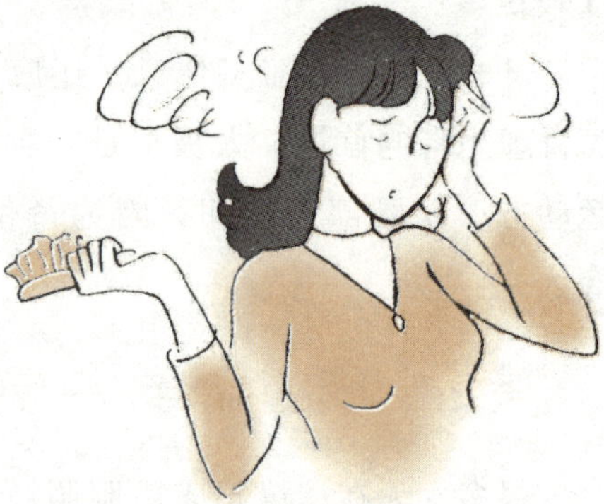

如果你心情容易烦躁，注意力难以集中，且常常失眠、做梦，有时有出现腰膝酸软的症状。此时你很有可能处在肾阴虚中，肾阴虚则虚火内扰，让人烦躁；晚上阴气无法内收则导致失眠、多梦。再加上阴虚精亏导致骨骼失养，所以肾阴虚的人还常常感到腰膝酸软。

补救措施：巨大的工作压力、紧张的情绪、房事过度或者食用大量温燥食品之后都可能出现肾阴虚，所以日常生活一定要有节制。在饮食中多摄入鸭肉、甲鱼、藕、莲子、百合、枸杞子、木耳、葡萄、桑葚等食物。

肾虚五：破坏“妈妈之梦”

由于肾的不合作，极有可能影响你的传宗接代，造成不孕！肾藏精，主生殖发育，如果肾精不足，就会影响女性的生殖能力。如再不加以好好调养，你的宝贝计划也许真要打个大问号。

补救措施：可以在医生的指导下适当服用六味地黄丸。

肾虚六：发胖的罪魁祸首之一

在流行骨感美的今天，“肥胖”成了女人所厌恶的一个词语，“我胖不胖啊？”这几乎是每个女人面对穿衣镜时都要反复诘问自己的问题。一般认为肥胖是热量过剩所造成的，却很少有人会把体胖和肾虚联系到一起，但事实是，发胖的罪魁祸首之一就是肾虚。中医学认为肥胖的基本原因是痰、湿、滞，更进一步说是由于气虚。所以，肾气虚的女性常有发胖趋势。

补救措施：两手掌搓热后，分别放至腰部，至感到热为止，早晚各数次，可以补纳肾气。

手脚冰凉，不是没人疼而是肾虚

女性四肢冰凉，春夏表现不明显，但在进入秋冬后，天气渐转凉，许多人虽穿足够的衣服仍觉得四肢末梢时常很冰冷，尤其是晚上睡很久足部才会暖和，一般都认为是身体“虚”所致。

四肢冰凉是一种自觉症状，并非具体的疾病。民间很多女性将其说成是没人疼，一些医生则将其看做是肾虚的表现。在多种慢性疾病的过程中，患者都可以出现四肢冰凉，通常也伴有该病的其他症状，理化检查支持该病的诊断。

但事实是，四肢冰凉并非都是由肾阳虚引起的，也可由于脾阳虚、心阳虚或阳虚血弱复感外寒所致。用药重点在于辨证准确，否则易出现吃药不讨好，轻则无功而返，重则还会加重病情。因此，掌握各类证型的特点显得格外重要。

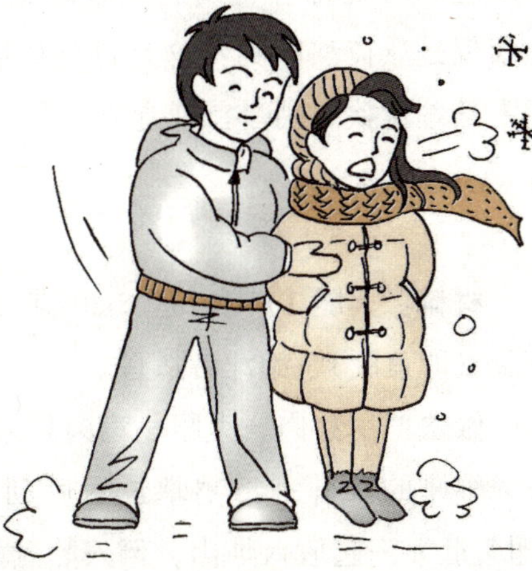

肾阳虚：表现为四肢冰凉，尤其以两足为甚，可以并见怕冷、腰和小腿酸痛乏力、小便清长或夜尿频多、头晕目眩、精神委靡、面色黧黑、性欲减退、女性宫寒不孕，或尿少水肿、舌淡而胖。骨质疏松症、肾上腺皮质功能减退症、慢性肾炎、慢性肾衰竭等多出现此证。方选四逆汤合肾气丸加减，淡附片（先煎）、干姜、桂枝、熟地黄、山茱萸、炒山药、淫羊藿、补骨脂各 10 克，茯苓 12 克。也可用中成药如金匮肾气丸或桂附地黄丸，每次 8 丸（浓缩丸），每日3次。

其他如脾阳虚，多见四肢发冷而兼有腹胀、食欲不振、大便稀烂且次数增多、口淡不渴、畏寒，方药用理中丸加味；心阳虚则证见四肢冰凉、怕冷、心慌气短，心胸憋闷作痛、面色晦暗虚浮或下肢水肿，冠心病、慢性心功能不全、心源性哮喘等疾病，方选回阳救急汤加减；血虚感寒则证见四肢冰凉、怕冷，有明显的腰、腿、足疼痛，方选当归四逆汤加减。

滋阴暖宫，女人养肾的两款膳食方

身在职场，穿衣打扮，但是否有这样的感觉：早晨起来照镜子，发现脸和眼睛都肿得厉害，眼睛跟熊猫眼似的，黑眼圈尤其明显。这仅仅是熬夜熬的吗？这是肾脏极度疲劳的征兆。这里为中年女性朋友推荐两款滋阴暖宫膳食方。

1. 女性滋阴膳食方——鲍汁花胶鹅掌

材料：火腿15克，猪肉30克，鸡肉20克，鹅掌30克，芥菜、花胶（即鱼肚）、鲍汁各适量。

做法：用猪肉、火腿、鸡肉煲成高汤，去骨后加入鲍汁熬煮成香浓醇厚的浓汁；将鹅掌过水后沥干水分与用温水泡发后的花胶（即鱼肚）一起放入炖盅，倒入熬煮好的浓汤，放入盐、料酒等调味品，用文火炖煮6小时左右，至汤汁收干即可；将芥菜洗净后过水用浓汤灼熟摆碟两边，制好的花胶和花菇保持完整摆放在芥菜中间，再用鲍汁芡淋上即可。

功效：从中医角度，花胶有滋补食疗作用，是取自鱼鳔晒干制成，口感既有韧性又滑爽，与鹅掌搭配起来相得益彰。鲍鱼汁鲜香味浓，淋在花胶上，旁边再配以两棵碧绿脆嫩的芥菜，色香味跃然而出。

提醒：花胶的制作过程中，要用温水泡够时间。一定不能碰油，不然花胶会马上散开。花胶为胶质极重之物，容易粘底，煲时宜用竹笪垫底，以防烧焦。

2. 暖宫膳食方——玫瑰豉油鸡

材料：母鸡肉 50 克，玫瑰露酒 50 毫升，生抽、特加饭酒、干辣椒、香叶、泰国鱼露、胡椒粉、姜、味精、冰糖、豆豉、芹菜、洋葱各适量。

做法：把干辣椒、香叶、豆豉放在布袋里，放入 100 毫升的水中浸泡片刻后与芹菜、洋葱块、姜块一起上笼蒸 20 分钟；把蒸好的“布袋”、芹菜、洋葱、姜块取出。汁留锅里，加生抽、饭酒、鱼露、冰糖、味精、胡椒粉，烧开、冷却后，加入玫瑰露酒成玫瑰豉油汁；鸡洗净后过水取出，去颈，将鸡切成四大块，放入玫瑰豉油汁，最好水能够没过鸡块，用小火煮 1 小时以上，期间将鸡翻动两次，让它均匀地蘸上调料，食用时改刀装盘。

功效：肉嫩、皮脆、鲜香、味美，玫瑰豉油鸡是广式菜系中一道颇有特色的冷菜，具有补血益气、滋阴养颜的功效。

提醒：鸡种要选好，浸煮时不宜火大，以免将鸡肉煮烂，另一秘方便是将姜打成茸后，放入熟油里浸泡，与玫瑰豉油鸡同食，是绝妙搭配。

补肾健脾，女性提高孕力的四大宝贝

如果胎宝宝是一棵成长的幼苗，那么，母亲就是胎宝宝成长的“土壤”。繁育后代时都要具备四个条件：良种、沃土、雨露、阳光。这四个条件也对应着孕力的不同阶段，中医通过简单易行的食疗帮我们全面维护和提升孕力，保持整体孕力的充沛。

1. 山药

山药是补肾的首选食品，在传统补肾佳品“六味地黄丸”和医圣张仲景的补虚名方“薯蓣丸”中，山药占据着“总裁”或“副总”的位置，补肾效果十分明显。除了补肾之外，山药对于肺和脾的补益效果也很明显。

不仅孕前有用，孕后更可以用来养胎。每天食用 50～200 克即可。

2. 核桃

中医认为像什么补什么，核桃可以延缓肾精的消耗，从年轻时就坚持吃核桃的人，到了老年普遍头发、牙齿、眼睛都会比较好。同时，核桃的形状类似大脑，所以孕前和孕中多吃核桃的话，生下的孩子更聪明好动。

3. 枸杞子

在大名鼎鼎的补益肾精名方“五子衍宗丸”中，枸杞是重要的成员之一。每天吃一把枸杞子就够了，不必泡水，像吃葡萄干一样嚼着吃就好。

4. “种子”食物

主要指各种豆类及禽类的蛋，它们和我们的卵子有着某些相似的物质，经常食用会增加我们体内产生肾精和卵子的物质储备以及能力。烹制鸡蛋时一定要“溏心”。在中医眼中，鸡蛋分红皮、白皮，也分蛋清和蛋黄，这都是不一样的。红皮蛋偏于补血，白皮蛋偏于补气，蛋清偏于补阳，蛋黄偏于滋阴。用蛋黄滋阴、补肾的时候，溏心蛋效果更好。

修正生活，纠正不良习惯让你肾不虚

现代社会生活节奏加快，许多年轻女性不仅要面对前所未有的生存压力和竞争压力，而且不健康的饮食习惯和生活方式等，都会造成她们的情绪起伏较大，自身免疫力降低。慢慢地，一度以为是男人专利的“肾虚”竟然也不请自来了。那么，究竟是哪些不良的生活习惯引起了女性肾虚呢？

第一，暴饮暴食多生冷

女性朋友要注意少吃高脂肪、高胆固醇的食物，饮食宜清淡，切忌暴饮暴食和过度节食。肾虚患者最好不要吃生冷且太凉的食物，忌烟、酒、葱、蒜等，忌吃过咸的食物。

第二，压力过大太劳累

女性朋友平时应该加强自己内心的修养，面对这个纷繁复杂、生存压力大增的社会，每天生活在高度紧张、忙忙碌碌的生活下，肯定对健康不利，所以养成有规律的生活起居习惯，防止过度劳累，保持一颗平常心，防止情绪太过激烈的变化是必需的。

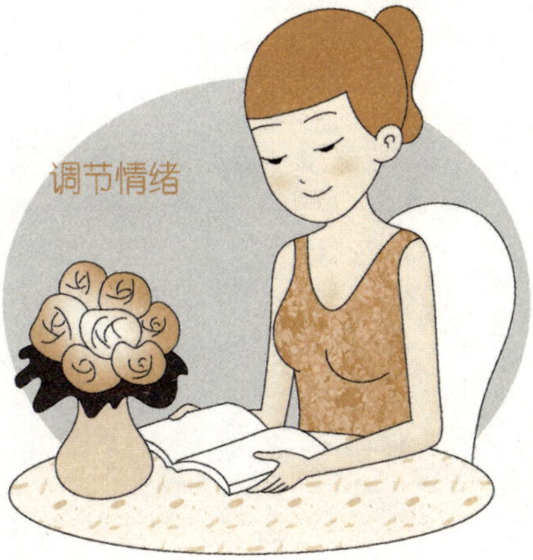

第三，盲目喝茶

茶叶种类很多，红茶、绿茶、花茶、白茶……一般来讲，体质健康的人，什么茶都能喝，但什么样的茶都不宜多喝、猛喝。肾阴虚的女性，对苦清降火的茶叶要慎重！中医学讲，苦入心，化燥伤阴。而阴液是人体的至宝。“阴涸则死”也是中医学的古典名言。所以，护阴液是养生的关键！肾阴虚患者更应慎喝苦味茶。

第四节

儿童补肾，夯实健康从娃娃抓起

孩子小的时候往往都有尿床的毛病，这是怎么回事？小孩儿总是不能集中注意力，是不是有了多动症，该做何调养？孩子七八岁该换牙，是听之任之，还是积极补肾养肾帮他们一把？本节内容不仅解释上述疑惑，同时，告诉你关于儿童发育不良的解决办法。

小儿遗尿，养好肾宝宝不再“画地图”

很多孩子有尿床的毛病，在孩子小的时候尿床，无须在意；但如果孩子大了还尿床，经常在床单上“画地图”，就要给予足够的关注。因为这可能是孩子精血不足、肾气虚弱引起的，需要通过补养肝、肾来进行治疗。如果小男孩生殖器发育不完善也需要补养肝、肾。

中医认为，肾是人体藏精的所在。肾精是维持人体生命活动所必需的物质。如果肾精不足，人就会动力不足，体质虚弱。肾主水，能够调节人体的津液输布和排泄。如果肾虚，则水液的调节就会出问题，孩子就会出现遗尿和多汗等症状。而肝、肾同源，肝主藏血，精血互生，如果肾精不足，人就会肝血不足，表现为面色苍白，容易疲劳。

而且肾主生长发育和生殖，如果孩子长期肝肾亏虚，就会严重影响生殖器的发育。长此以往，就可能造成孩子成年后生殖器畸形或过于短小，甚至造成不育，影响到孩子未来的健康和幸福。因此，父母想让孩子的生殖器发育正常，预防出现生殖问题，就要注意及时给孩子补养肝肾。

1. 要给孩子多吃鱼

鱼肉十分鲜美，而且便于消化，有补肝益肾的功效，孩子经常食用能够增强体质，还有健脑功效。黄花鱼、带鱼、三文鱼都十分适宜孩子食用，但需要注意给孩子吃鱼要小心，不要让孩子被鱼刺卡住。

2. 注意多给孩子吃蔬菜

很多父母认为鱼类、肉类、蛋类更有营养，常常鼓励孩子多吃蛋白质食物，造成孩子的蔬菜摄入不足。其实胡萝卜、豇豆、菠菜等各种新鲜蔬菜富含多种营养，对于孩子调养肝肾十分有利。

3. 适当补充豇豆

豇豆性平味甘，有健脾补肾的功效，《本草纲目》中称“豇豆理中益气，补肾健胃，和五脏，生精髓”。瘦肉则能够健脾胃、益气血，如果做一道豇豆瘦肉汤则能够补血养肾。

最后还要提醒的是，帮助孩子养成良好的进食习惯，不要边玩边吃，吃饭要细嚼慢咽。这样能够帮助肠胃更好地消化吸收，促进身体气血的生成，便于补养肝肾。

饮食不当，儿童肾伤的罪魁祸首

小儿体质娇嫩，外形虽然俱全，但发育尚未完全。体格还不够强壮，抵抗力比成人差。中医称小儿为“成而未全，长而未壮”。意思是说，小儿体质娇嫩，外形虽然已经是人，但发育尚未完全，体格还不够强壮，抵抗力比成人差。因此一旦生病，往往“易寒易热，易虚易实”，病变发展迅速，如果处理不及时，往往容易恶化。

况且，儿童的体质不容乐观，不是弱不禁风的“豆芽型”，就是肥得可爱的“胖墩”，究其原因不外乎两大类：一是先天不足，二是后天失调。先天不足是由于父母体质较差，或嗜欲无度，烟酒无忌，或妄念钻营，精血亏损，男的遗精滑泄，女的月经不调，多已耗本伤元，种胎之时，十有九虚，后代的体质怎么会健壮呢？

除了先天的因素之外，后天饮食不当是重要原因。主要有以下几类情况：

1. 偏食——消化功能不健全

独生子女，娇生惯养，只吃这种，不吃那种，有只吃荤不吃素的，有只吃肉不吃鱼的，有正餐不好好吃而零食不离口的。如此种种，一言难尽。这类小儿不但营养摄入成分会有偏差，而且消化功能也不会健全。

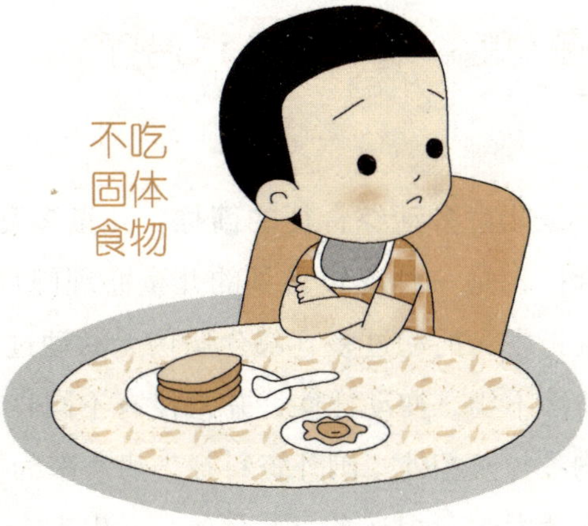

2. 过食——养成病态

过食的后果至少有两种，一种是喂成一个胖墩。胖与健康是两个不同的概念。太胖是病态，多见于学龄儿童。另一种是食而不化，酿成疳积，多见于学龄前儿童，尤其是2～4岁之间的孩子，两者都是父母好心办了坏事。父母的观念要纠正。

3. 寒食——对生长发育不利

现在的中小学生吃起冰砖、冰淇淋，往往贪吃无忌，更堪忧虑的是“二八少女”亦不示弱。这里，想告诉天下的女孩子们：严重的寒冷刺激对人体消化功能肯定不利，对生长发育也将产生一定的不利影响。

针对以上问题，小儿食养要结合补肾，尽管大多数孩子没有明显的肾虚问题出现，但小儿正在生长发育时期，帮他一把有好处。这里有一个前提，结合体质论补泻，该补的补，该忌的忌，这样才符合体质食疗学的原则。比如，小儿发育迟缓，身材矮小，肌肉瘦削，怕冷，行动迟钝，中医称此为“五迟”，需要用一些促进生长发育的食物，如韭菜、核桃仁、羊肉、鸡肉、虾米、泥鳅等。

小儿多动症，补肾健脾法治疗

儿童多动症是儿童多动综合征的简称。儿童多动综合征即轻微脑功能障碍综合征，是一种比较常见的儿童心理障碍综合征。患儿智力正常或接近正常，活动过多（部分病例无活动过多的表现），注意力不集中，情绪不稳，冲动任性，并常伴有不同程度的学习困难，在家庭及学校均难与人相处。国外资料报告患病率为5%～10%。国内也认为学龄儿童发病者相当多，占全体小学生1%～10%。男孩远较女孩多。

为什么会这样呢？从中医的角度来看，儿童多动症与中医“肾”病变有关。肾为作强之官，出技巧和智慧。小儿脏腑柔弱，气血未足，肾气未盛，本为生理常态，髓生不足，则可见到动作笨拙不灵、

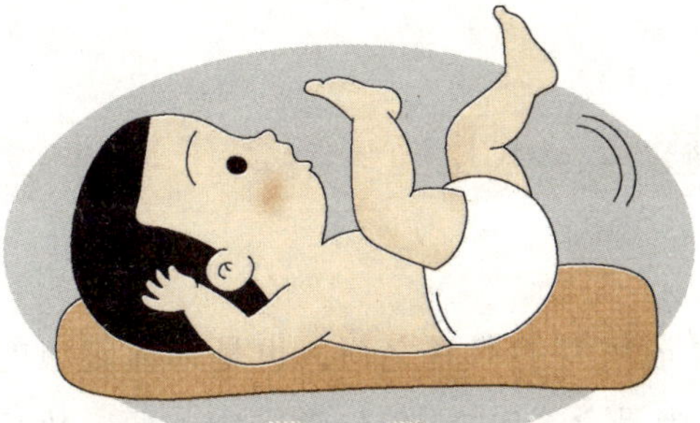

踢蹬

健忘、听觉辨别能力差、遗尿等症。肾水肝木，乙癸同源，肾阴不足，水不涵木，肝阳自旺，肝火上炎，魂失安谧，则见烦躁易怒、冲动任性；肾水心火，上下相济，若肾水亏乏则心火独旺，动忧于心神可致心神不宁，注意力涣散；肾为先天，脾为后天，先天生后天，后天养先天，先天不足，后天失养则乏生生之源，必致脾虚意乱而见健忘、注意力涣散。

既如此，补肾健脾就成为治疗多动症的有效方法，结合近来研究，这里做一个诊疗的原则说明。

1. 肾阴虚脾不健运型

证见： 烦躁易怒，任性，常发生打闹，好动，乱发脾气，口渴喜冷饮，食欲不振，舌红、苔少，脉细数。

治疗： 六味地黄汤合六君子汤为主加鸡内金、枳壳、菖蒲、远志、生龙骨、生牡蛎。

2. 肾阳虚脾气不足型

证见： 思想开小差，上课或做作业时注意力不能集中，眠难多梦，精神易倦，成绩下降，面色萎黄，四肢逆冷，食欲不振，脉濡弱，舌胖润。

治疗： 肾气丸合香砂六君子汤加菖蒲、生龙骨、生牡蛎、鸡内金、枳壳。

养肾固齿，小儿换牙养肾正当时

牙齿是人体最重要的器官之一，也是人体健康的重要标志。中医学以为，“齿为骨之余”，即齿与骨同出一源，故牙齿亦为肾中精气所充。正如《杂病源流犀烛·口齿唇舌病源流》中说：“齿者，肾之标，骨之本也。”叶天士在《温热论》中也明确指出：“齿为肾之余，龈为胃之络。”

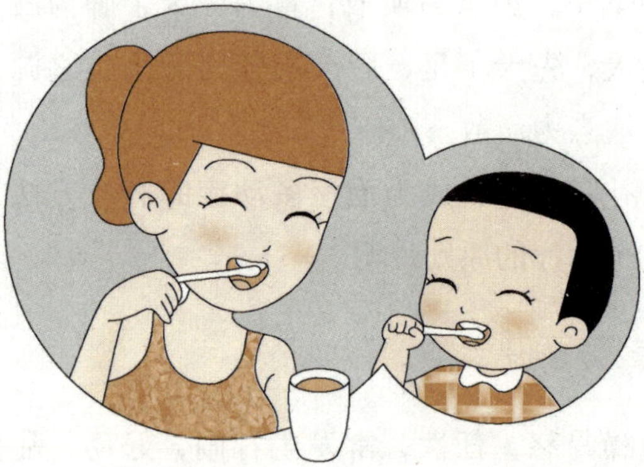

正由于牙齿与肾以及骨骼有着紧密的关系，所以应正视养肾。假如肾精不足，骨髓空虚，骨骼失养，在小儿可见发育迟缓，骨软无力，泛起五迟、五软。其中五迟便包括齿迟，即生牙过晚。

就儿童的身体发育来看，女孩子是七岁就开始“发长齿更”，而男孩子要到八岁才出现这样的现象。到八岁以后，男孩子的乳牙开始脱落，换成新牙。但是，有些肾气比较弱的孩子，乳牙有时候就换不全，有些该掉的牙没掉，这是肾气或者肾的精血不足的表现。因此，这个时候适当补肾气，有利于孩子固齿长身体。

所以，中医以为护齿就要养肾精。先天禀赋充足，后天又加以养肾精，则齿白而固，不易脱落和生牙病。怎么养呢？中药里归肾经的一些药物，如具有补肾壮阳作用的鹿茸、补骨脂、菟丝子、蛤蚧、冬虫夏草、杜仲、续断等；有滋阴补肾作用的枸杞、石斛、黄精、墨旱莲、女贞子、龟甲、鳖甲等，都可以根据个人的体质情况应用。还有一些食品也具有补益肾精作用，如黑芝麻、桑葚、瘦猪肉、山药、花生等。

此外，三餐饭后，上下叩齿 36 次，亦能固肾健脾，匡助消化。另外，小便时要教给孩子咬前牙，大便时咬后牙，均闭口勿言，也是养肾固齿的方法。

第八章

肾性疾病，补养调治双管齐下

肾病也是日常生活中的一种常见病，所有的肾脏疾病都被称为肾病，肾病多发于男性人群。该病在发病初期并没有明显的症状，所以患者都很难察觉到，但是肾病的发生会给人们带来一些预警信号。比如，浑身无力、厌食呕吐、尿液有泡沫、排尿异常、水肿等等。该怎么办呢？这里就常见病的中医疗法做一个介绍。

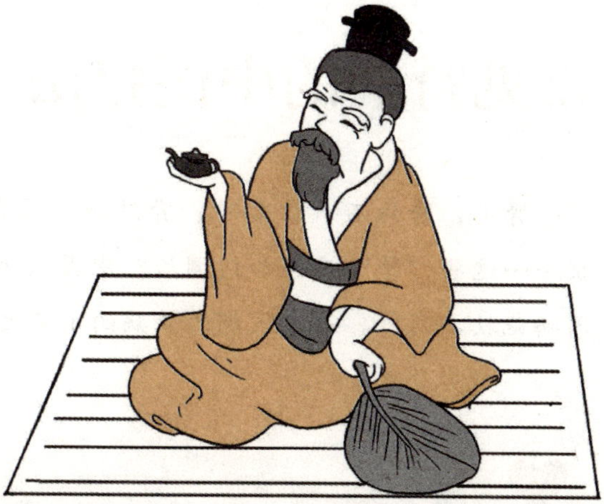

第一节

常见肾病的中医疗法

肾炎、肾结石、肾囊肿、肾结核、尿毒症、肾积水、肾病综合征……这些“肾”病该如何调治？中医认为，在辨证论治的原则下，因病施救，用补，是中医调治肾病的不二之法。

肾 炎

中医学认为急性肾炎是由风邪、湿热、疮毒内侵所致，可影响肺、脾、肾三经的气化功能，故急性期以驱邪为主，治以清热利湿。下面就介绍中医辨证认识治疗急性肾炎的策略。

第一，风水泛滥型

先有外感风寒，故恶寒恶风，发热无汗，全身酸痛，咳嗽哮喘，面部水肿，小便不利，口淡不渴，脉象浮紧，舌苔薄白。治宜疏风散寒，宣肺利水。方用麻桂五皮饮加减。水肿消失后应更方。

第二，湿热内盛型

乳蛾化脓溃烂或疮疡肿痛，发热或无热，口苦痰黏，口干喜饮，腹胀纳少，或有便秘，小便短赤，面部及四肢水肿，脉弦滑数，舌苔黄腻，舌质红，亦可兼有血尿。治宜清热解毒，渗利水湿。方用五味消毒饮合五皮饮加减。有血尿者，加大蓟、小蓟、牡丹皮、白茅根、生地。

第三，阴虚湿热型

水肿消退，面红烦热，口干喜饮，口黏口苦，手足心热，腰酸乏力，大便干结，尿黄灼热，或有尿血，脉象细数，舌质红，舌根部微见黄腻苔。治宜滋养肾阴，清利湿热。方用知母黄柏汤加减。如乏力显著伴有气虚者，加太子参、生黄芪。咽部充血，经常有咽痛发作者，加金银花。

慢性肾炎主要表现为长期水肿，血压较高，合并贫血，尿中有蛋白、管型等。中医辨证论治主要分以下几型：

第一，水湿浸渍型

水肿明显，面色苍白，神倦，怕冷，腰酸伴胸闷、腹胀，小便不利，脉沉弦，苔薄舌胖等。有大量蛋白尿，血浆蛋白低。胆固醇升高，符合慢性肾炎肾病型。治宜宣肺健脾行水。方用麻黄桑白汤加减。

第二，脾肾亏虚型

水肿较轻，尿量不少，神疲乏力，头晕耳鸣，腰酸腰痛，进食减少，腹泻，舌淡苔薄，脉沉细，有大量蛋白尿，血浆蛋白低下。治宜温肾利水，益气健脾。方用紫苏黄芪汤加减。

第三，上盛下虚型

头晕头痛，耳鸣目眩，水肿不著，腰酸，苔薄黄或薄白，脉细弦或弦数，血压高持续为 24.0～21.3/14.7～12.0 千帕。尿蛋白不多，有少量红细胞，符合慢性肾炎高血压型。治宜滋阴潜阳。方用黄精玄参汤加减。

按摩疗法

【按摩选穴】

经穴：合谷、神门、内关、肾俞、命门、阳关、腰眼等。

足部反射区：肾区、输尿管区、膀胱区、肺区、脾区、大脑区、垂体区、腹腔神经丛、上身淋巴结区、下身淋巴结区、血压区等。

全息穴：肾穴、下腹穴、生殖穴等。

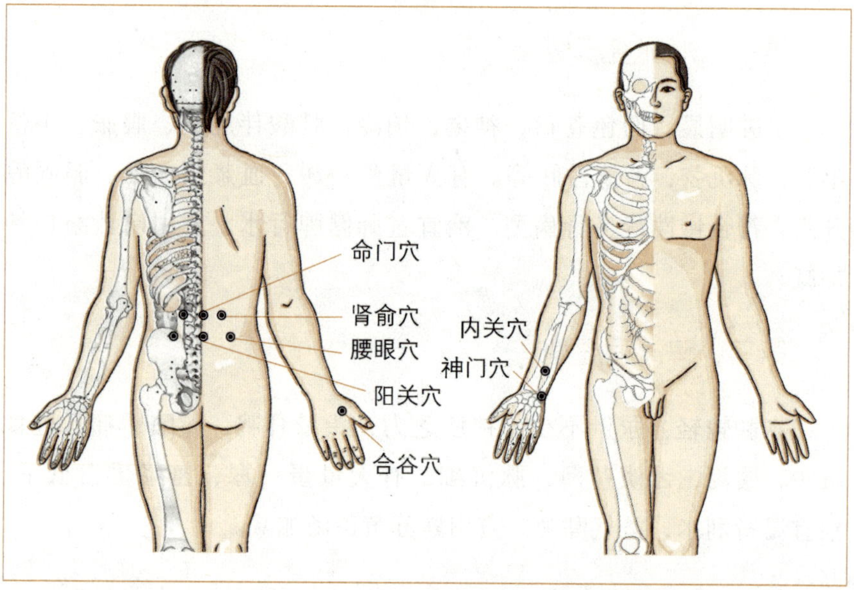

【按摩方法】

推按肾区、输尿管区、膀胱区、肺区、腹腔神经丛区、下身淋巴结区、血压区各100～300次；点按肾俞、命门、阳关、腰眼穴各300次；掐按肾穴、下腹穴、生殖穴各300次；其余各穴按揉30～50次。每天按摩1次，长期运用，不要间断。

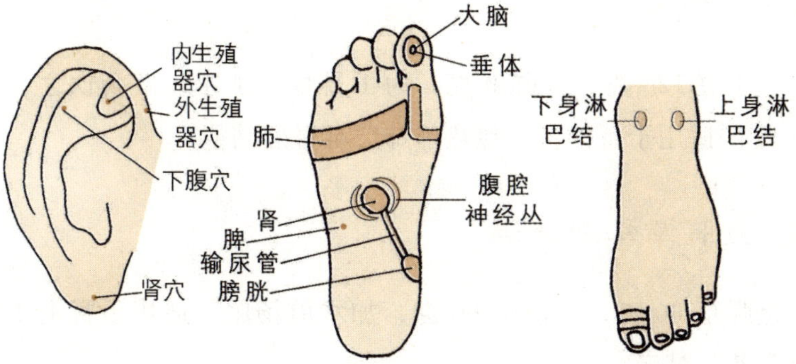

膳食疗法

民以食为天，事实上，饮食不仅是填饱肚子的食物，还是人们可口的美味佳肴，如何才能更好地利用这些美食呢？一方面要吃，另一方面还可以起到防病治病的目的，下面为你推荐几道菜。

鲤鱼赤豆饮

大鲤鱼 1 尾，赤小豆 60 克，煮食饮汁，一顿服尽。注意不宜加盐。本方适用于急、慢性肾炎水肿明显且小便赤涩的患者。

胡椒鸡蛋

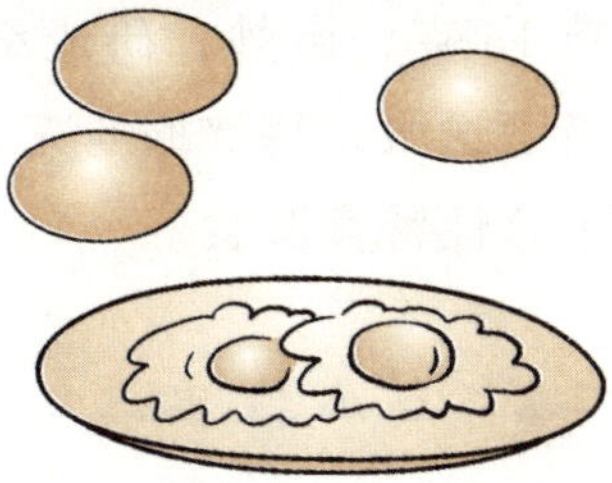

白胡椒 7 粒，鲜鸡蛋 1 个。先将鸡蛋钻 1 小孔，然后把白胡椒装入鸡蛋内，用面粉封孔，外以湿纸包裹，放入蒸笼内蒸熟，服时剥去蛋壳，将鸡蛋与胡椒一起吃下。成人每日 2 个，小儿每日 1 个。10 日是为 1 个疗程，休息 3 日后，再服第 2 个疗程。适用于慢

性肾炎脾肾两虚、精血亏虚型。

二蛟汤

赤小豆 120 克，商陆 9 克，为 1 日量，加水，煮汤饮之，连服 3～5 日。适用于急性肾炎风热郁肺、湿毒蕴结型。

鱼腥草车前草汤

鱼腥草 60 克，车前草 60 克，加水煎汤服。适用于肾炎水肿明显兼舌苔黄腻者。

赤豆桑白皮汤

赤小豆 60 克，桑白皮 15 克，加水煎煮，去桑白皮，饮汤食豆。对慢性肾炎体表略有水肿，尿检又常有少许脓细胞者，用作辅助治疗，甚为适宜。

茅根煮赤豆

白茅根 250 克，赤小豆 120 克，加水煮至水干，除去茅根，将豆分数次嚼食，急慢性肾炎各型均可服食。

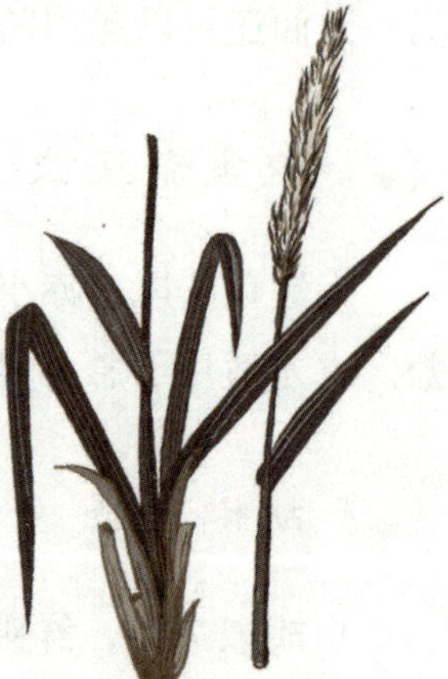

白茅根

蛙蝼葫芦散

青蛙（干品）2 只，蝼蛄 7 个，陈葫芦 15 克，微炒，研成细末或作丸剂，以温酒送服，每次服 6 克，日服 3 次。适用于急性肾炎服食。

冬瓜鲤鱼羹

鲤鱼 500 克，冬瓜（切块）200 克，一同煮熟，服用前放葱白

(小段) 10克，食盐少许。适合于慢性肾炎患者服食。

熟地山药蜜

熟地60克，怀山药60克，蜂蜜500毫升。熟地黄、怀山药快速洗净，倒入瓦罐内，加冷水3大碗，小火约煎40分钟，滤出头汁半碗。再加冷水1大碗，煎30分钟，至药液半碗时，滤出，弃渣。将头汁、二汁、蜂蜜调匀，倒入瓷盆内加盖，不让水蒸气进入。用旺火隔水蒸2小时，离火，冷却，装瓶，盖紧，每日2次，每次1匙，饭后温开水送服。本方对于慢性肾炎病久体弱者有调养作用。

肾结石

肾结石、输尿管结石和膀胱结石统属中医“石淋”范畴。肾结石以下焦湿热为根本病机，或夹血瘀；湿为阴邪，久则损伤脾肾阳气，或热灼阴伤而表现出气虚或阴虚的临床症状。故治疗当按不同的临床表现和不同的阶段进行。病之早期多属实证，治疗应以实则治标为原则，以清热利湿、通淋排石、活血化瘀为法；病之后期则属虚实夹杂之证，治疗应以标本兼治为原则，在利湿清热通淋的同时，或补脾益肾，或滋阴清热以共奏其功。对于直径小于8毫米的结石可行中医辨证治疗。

第一，下焦湿热型。证见腰部胀痛，牵引少腹，涉及外阴，尿中时常夹沙石，小便短数，灼热刺痛，色黄赤或血尿，或有寒热、口苦、呕恶、汗出，舌红，苔黄腻，脉弦数。治宜清热利湿，通淋排石，方用石韦散加减。

第二，湿热夹瘀型。证见腰酸胀痛或刺痛，小腹胀满隐痛，痛处固定，小便淋漓不畅，尿色深红时夹沙或挟有瘀块，舌质紫暗或有瘀点，苔黄，脉弦涩。治宜清热利湿，活血通淋。方用石韦散合失笑散加减。若腰腹胀痛明显者加青皮、陈皮、厚朴、乌药等以行气除胀止痛；若结石锢结久不移动而体质较强者可加山甲、皂角刺、浮海石、桃仁等以通关散结排石。

第三，气虚湿热型。证见腰脊酸痛，神疲乏力，小便艰涩，时有中断或夹沙石，脘腹胀闷，纳呆或便溏，舌淡红，苔白腻，脉细弱。治宜健脾补肾，利湿通淋。方用四君子汤合石韦散加减。

第四，阴虚湿热型。证见腰酸耳鸣，头晕目眩，面色潮红，五心烦热，口干，小便艰涩，尿中时夹沙石，舌红少苔，脉细数。治宜滋阴降火，通淋排石。方用六味地黄汤合石韦散加减。

膳食疗法

肾结石也能被轻松吃掉。这是不可思议的，当然，这些饮食也并非是“结石灵”，而要对症服用，根据自身情况进行选用。

桃仁冰糖糊

取胡桃仁 200 克，香油 200 克，冰糖 200 克。用麻油将胡桃仁炸酥，研细末，与冰糖调成乳状。每日 1 剂，分 3 次服。本方通淋排石。主治肾结石，属实证型，尿中时夹砂石，小便艰涩，少腹拘急，尿中带血，有时腰部绞痛者。

红糖树末煎

用柳树虫蛀末 250 克，红糖 120 克。前味水煎，冲红糖水饮服，隔日 1 剂。本方利尿排石。主治：肾结石，属实证型，排尿时突然中断，尿道窘迫疼痛，少腹拘急，腰腹绞痛难忍，尿中带血，舌红，苔薄黄，脉弦。

威灵金钱草

用威灵仙、金钱草各 60 克。上 2 味共煎，每日 1 剂，日服 2 次，连服 5 日。本方主治肾结石。

蜂蜜二汁饮

取空心菜 200 克，荸荠 200 克，蜂蜜适量。将空心菜和荸荠洗净后捣烂取汁，调入适量的蜂蜜后服用。每日 2 次。本方通淋排石。主治：肾结石，属虚实夹杂型，病久砂石不去，腰腹隐隐作痛，腰膝酸软。

蜜制萝卜

取萝卜 1 个。将萝卜切成一指厚 5 片，用蜂蜜腌 4 小时后焙干，反复 2 次，不可焦。以淡盐水送服。本方利尿排石。主治：肾结石，属虚实夹杂型，病久砂石不去，小便隐隐作痛，腰腹不舒，胃脘痞胀。

钱草蜜汁饮

用金钱草 80 克，蜂蜜 50 克。上 2 味煎服，每日 1 次。本方利尿排石。主治：肾结石，属实证型，尿中夹砂石，小便艰涩，尿道窘迫疼痛，少腹拘急疼痛。

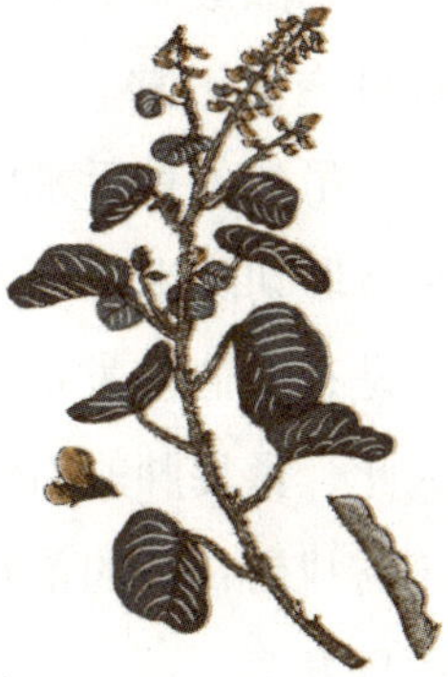
金钱草

肾囊肿

肾囊肿是肾病中最常见的一种疾病，可发生于任何年龄阶段，但大部分患者见于 50 岁以上中老年人，被认为是衰老的表现。肾囊肿常偶然被发现，很多患者系体检查出，大多数肾囊肿不会引起任何症状。如果引起腰部胀痛或尿频、尿急、尿痛、尿血等泌尿系感染时，一般囊肿均较大，直径在 5 厘米以上。

治疗肾囊肿不可一概而论，需因人因病情而异。因肾囊肿发展缓慢，在无症状时不损害肾脏，对健康基本没有危害，且患者发现时一般年龄较大，因此对于无症状的患者，即使囊肿较大也可不加以治疗，而采取定期B超检查复查肾脏；如患者腰部疼痛、排尿异常系由于肾囊肿引起，且检查肾囊肿直径在5厘米以上，可采用手术治疗。治疗肾囊肿的传统手术方法有两种：开放手术和细针穿刺。开放手术虽然复发率低，但对患者损伤大，腰部遗留较长的手术瘢痕；细针穿刺系在B超指引下用长穿刺针从皮肤刺入囊肿，吸出囊液，虽然避免了开刀之苦，但穿刺后容易复发。随着外科手术技术的不断发展，运用腹腔镜技术克服了上述两种方法的缺点：这种手术方法是将患者腰部打三个小洞，置入细长手术器械和微型摄像头，医者在患者体外通过观看显示屏进行操作，切除囊肿，吸尽囊液，手术后第二天即可下床活动，七天后就可恢复正常。

虽然外科手术已经越来越先进，减轻了患者的苦痛，但是不管是囊肿切除手术还是囊肿穿刺抽液手术，经手术治疗的肾囊肿患者还是有病情复发的问题，这主要与患者体质和囊肿形成因素有关。因此，肾囊肿的治疗，除了需要就囊肿大小和临床症状辨证施治外，还需找到合适的治疗方法进行根治，以防止囊肿再次扩大，导致旧病复发。

饮食注意

肾病的发生与人们的日常生活密切相关。不良的饮食习惯可造成各种肾病发生，囊肿性肾病的发生就是其中之一。

（1）饮食偏嗜，如多食生冷寒凉，则易伤脾胃阳气，多食辛温燥热则可使胃肠积热，再有五味偏嗜，久之则易伤内脏。

（2）饮食不洁，轻者易致肠胃疾病，重者发生中毒甚至可能危及生命。

（3）饮食不节，如过饥则营养不足；过饱则易伤及脾胃的消化、吸收功能，并且发生气血流通障碍；过食肥甘厚味则易化生内热。

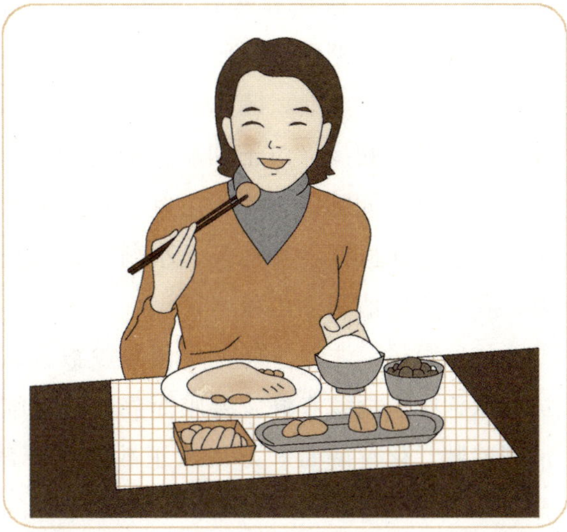

上述几种饮食习惯对于机体的不良影响是显而易见的。它们也直接或间接地影响着囊肿性疾病的变化发展。而对于肾囊肿患者来说，应忌食下列食物：过咸类食物，特别是腌制类；被污染的食物如不卫生的食物、腐烂变质的、剩饭剩菜等；辛辣刺激类：如辣椒、酒类、吸烟（包括被动吸烟）、海鱼、虾、巧克力、咖啡、蟹等“发物”；烧烤类食物。除此之外，还应限制豆类及豆制品的摄入量，特别是肾功能不全患者更需注意；限制动物类高蛋白、高脂肪以及油腻类食品，即上述之肥甘厚味。

肾结核

肾结核是由结核杆菌感染人体后，从肺部或其他部位的结核病灶经血行播散到肾脏，逐渐破坏肾实质，引起的肾脏皮质和髓质病变，且可累及输尿管、膀胱及尿道，甚至生殖系统（前列腺、精囊、输精管、附睾及盆腔等其他组织），系破坏与修复同时发生的一种慢性疾病。主要症状有低热、乏力、腰痛、尿频、尿急、尿痛、血尿等。肾结核属于中医的“肾痨”“虚痨”“内伤发热”“血淋”“腰痛”等范畴。

本病病位在肾，与肺、脾、肝、肾、膀胱等脏腑有关。比如说，肾为肺之子，则出现肺肾同病，气阴亏损；肾与膀胱相为表里，故见尿频、尿急、尿痛等膀胱湿热证候；乙癸同源，日久肝肾阴亏，阴虚火旺；至后期还可导致脾肾阳虚、气滞血瘀等。

(1) 肺肾阴虚型。证见咳嗽，咳声短促，少痰或痰中带血鲜红，尿血，尿痛，腰痛，口干咽燥，手足心热，盗汗，舌红，苔少，脉细数。治宜滋润肺肾，养阴止血。方用百合固金丸合青蒿鳖甲汤加减。咳血、尿血甚者加白芨、小蓟草，以止血尿；小便涩痛者加萹蓄、瞿麦，以清利下焦湿热。

(2) 湿热下注型。证见小便短少数频，尿急，灼热刺痛，血尿或脓尿，少腹拘急胀痛，腰胀而痛，苔黄腻，脉濡数或滑数。治宜清利膀胱，化湿解毒。方用八正散合导赤散加味。腰痛甚加牛膝、桑寄生，以补肾壮腰；尿血者加大蓟草、小蓟草、茜草炭，以止尿血。

(3) 肝肾阴虚型。证见眩晕目涩，视物模糊，午后潮热，颧红，五心烦热，盗汗，小便短赤带血，形体消瘦，腰膝酸痛，四肢麻木，耳鸣，女子月经不调，男子梦遗失精，舌红苔少或苔黄，脉细数。治宜补益肝肾，滋阴降火。方用一贯煎合大补阴丸加减。眩晕甚者加天麻，以平肝；目糊者加菊花、青葙子，以清肝明目；耳鸣者加石菖蒲、灵磁石，以补肾开耳窍；小便带血者加大蓟草、小蓟草，以清热止血。

(4) 脾肾阳虚型。证见尿少、尿闭或小便失禁，腰酸或胀痛，食后腹胀，恶心、呕吐，纳少便溏，神疲乏力，四肢沉重不温，或口中尿臭，面色萎黄，舌淡苔白，脉细弱无力。治宜健脾益气，温肾泻浊。方用补中益气汤合济生肾气丸加减。小便失禁者加金樱子、桑葚子，以补肾固涩；恶心呕吐、口中尿臭者加黄连、吴茱萸，以辛开苦降；纳少者加鸡内金、神曲，以消食；便溏者加薏苡仁、白扁豆，以健脾止泻。

(5) 气滞血瘀型。证见腰背刺痛或酸痛，夜间加重，尿少而频，尿痛，尿血，口唇舌黯或有瘀斑，脉沉紧甚则涩滞。治宜活血化瘀，行气通脉。方用沉香散合抵当丸加减。腰背刺痛或酸痛者加杜仲、牛膝、桑寄生，以补肾壮腰；尿血者加三七粉，以止尿血。

膳食疗法

良药苦口利于病，但事实上饮食也是一种药物，吃掉肾结核，可以通过酒、茶、汤等来实现。

马齿苋酒

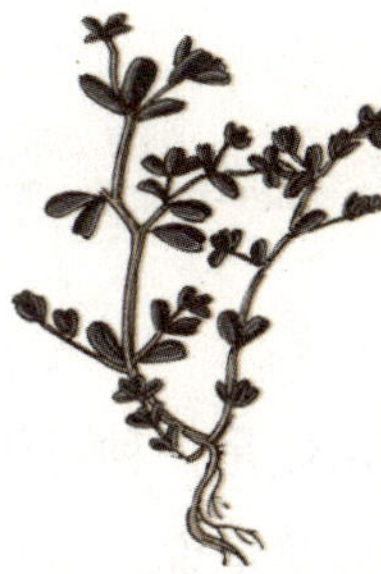
马齿苋

鲜马齿苋1500克，黄酒1250毫升。鲜马齿苋洗净捣烂，放入黄酒浸3～4天，纱布滤取汁，贮于瓷瓶，每天饭前饮15～20毫升。对肾结核有显著的治疗效果。

可连枝茶

绿茶1克，十大功劳叶10克。十大功劳叶（可连枝）干品用冷开水快速洗净，加茶叶，用沸水冲泡大半杯，加盖，闷10分钟即成。饮之将尽，略留余汁，再泡再饮，直至冲淡弃渣，主治肾结核。

虫草老鸭汤

冬虫夏草20克，老公鸭1只，葱20克，姜15克，料酒20毫升，盐3克。将虫草放入酒中浸泡；鸭宰杀后去毛及内脏，洗净；葱切段，姜拍松。将绍酒、盐抹在鸭身上，虫草、葱、姜放入鸭腹内，加水2500毫升。将锅置武火上烧沸，再用文火炖熬90分钟即成。每日 1 次，佐餐食用。补肺肾，治疗结核。

红枣糯米粥

羊肉 100 克，糯米 100 克，大枣 7 枚，生姜 3 片。将羊肉切碎，与糯米、大枣一起炖煮，加姜末调味，主治盗汗、自汗。

桂圆红枣汤

浮小麦 50 克，桂圆肉 7 枚，大枣 7 枚，生姜 2 片。水煎汤，吃桂圆，饮汤，每天 1 剂，敛虚汗，治自汗。

尿毒症

尿毒症是一种可怕的疾病，得了这种疾病的人，由于不能正常小便，简单地说，当肾脏几乎完全丧失它原有的功能时，会以各种不适的症状表现出来，如严重的恶心、呕吐、气喘如牛、心悸、极度的倦怠等，这就是尿毒症。据统计，我国每百万人口中，每年约有 100 人死于尿毒症。许多肾病患者谈“尿毒症”如谈“蛇蝎”。那么，尿毒症究竟有多毒？具体分析，对人体会造成以下影响。

尿毒症对人体的影响

神经系统紊乱	在尿毒症早期，往往会造成患者头昏、头痛、乏力、理解力及记忆力减退等症状。随着病情的加重可出现烦躁不安、肌肉颤动、抽搐；最后可发展到表情淡漠、嗜睡和昏迷。
心血管系统异常	由于尿素（可能还有尿酸）的刺激作用，还可发生无菌性心包炎，患者有心前区疼痛，严重时心包腔中有纤维素及血性渗出物出现。

(续表)

消化系统的异常	尿毒症患者消化系统的最早症状是食欲不振或消化不良；病情加重时可出现厌食、恶心、呕吐或腹泻。这些症状的发生可能与肠道内细菌的尿素酶将尿素分解为氨，氨刺激胃肠道黏膜引起的炎症和多发性表浅性小溃疡等有关。患者常并发胃肠道出血。此外，恶心、呕吐也与中枢神经系统的功能障碍有关。
皮肤的异常	尿毒症可导致皮肤瘙痒，严重者还可在皮肤上生成黑色素，在皮肤暴露部位，轻微挫伤即可引起皮肤淤斑。
代谢的异常	尿毒症患者主要由于肝脏合成三酰甘油所需的脂蛋白（前β-脂蛋白）增多，故三酰甘油的生成增加；同时还可能因脂蛋白脂肪酶活性降低而引起三酰甘油的清除率降低，从而导致高脂血症的发生。

膳食疗法

食疗方一：麦淀粉150克。将麦淀粉加水调糊，文火煎烙成薄饼，每日早晚作点心食用。

食疗方二：大枣5枚，羊胫骨1～2根，糯米150克。将羊胫骨剁碎，加大枣（去核）、糯米及水两碗半煮粥，调味食之，分2～3次食完。

食疗方三：猪肝50克，菠菜150克。将猪肝洗净切片，加入菠菜、适量水、盐调味，煮汤食用。

食疗方四：鸡蛋2个，土豆500克。将土豆洗净去皮切丝，加水适量煮，待熟烂时打入鸡蛋，稍煮片刻即成，每日分6～8次服食。

食疗方五：鲤鱼1尾（约500克），冬瓜500克。取活鲤鱼开膛去鳞洗净，冬瓜去皮切块，加水煮汤，喝汤并吃鱼肉，每周2次。

食疗方六：绿豆100克，西瓜皮适量。将绿豆洗净，加水1500毫升煮汤，至汤色碧绿纯清后，去绿豆，然后将洗净切块的西瓜皮放入再煮，煮沸后即离火，待温热时饮汤。

穴位敷贴法

此方法的优点是不经消化道吸收，不发生胃肠道反应，可以达到温肾、活络、利尿、清浊之功效。

具体做法：将生大黄、丹参、益母草、薏苡仁、川芎、甘遂加工成粗末混匀，用香油浸泡放置沙锅里熬至膏状，贴于肾俞及关元穴位，使药物通过皮肤渗入并刺激穴位，每日 1 次，15 日为 1 个疗程。

药浴治疗法

药浴法是借助药浴水的温热效应，将药物成分直接作用于体表。由于体表皮肤温度升高，皮肤毛细血管扩张，促使血液和淋巴液的循环，使毒物随汗液排泄量增多，故可使已经受损伤的肾脏有机会自行恢复，尿量增多，水肿消退，提高机体的免疫力。

药浴疗法常用的药物有麻黄、桂枝、羌活、丹参、红花、川芎、防风、细辛等，研究表明，麻黄能改善肾血流量，红花能改善循环功能，从而起到利尿作用。由于体内水分大量排出，水肿消退，尿素氮、肌酐得以排出体外，不仅恶心、呕吐症状缓解，还能迅速改善高血钾症状带来的危险，起到皮肤透析的作用。

肾积水

肾积水是由于尿路阻塞而引起的肾盂肾盏扩大伴有肾组织萎缩。因为肾内尿液积聚，压力升高，使肾盂与肾盏扩大和肾实质萎缩。如潴留的尿液发生感染，则称为感染性肾积水；当肾组织因感染而坏死失去功能，肾盂充满脓液，称为肾积脓或脓肾。造成肾积水的最主要的病因是肾盂输尿管交界处梗阻，而引起梗阻的原因主要有以下两大方面，可谓是“先后有别”。

第一，先天性梗阻

内在性输尿管狭窄：大多发生于肾盂输尿管交界处，狭窄段通常为 1～2 毫米，也可长达 1～3 厘米，产生不完全的梗阻和继发性扭曲。在电子显微镜下可见在梗阻段的肌细胞周围及细胞中间有过度的胶原纤维，久之肌肉细胞被损害，形成以胶原纤维为主的无弹性的狭窄段阻碍了尿液的传送而形成肾积水。

节段性的无功能：由于肾盂输尿管交界处或上段输尿管有节段性的肌肉缺损、发育不全或解剖结构紊乱，影响了此段输尿管的正常蠕动，造成动力性梗阻。此种病变如发生于输尿管膀胱入口处，则形成先天性巨输尿管，后果为肾、输尿管扩张与积水。

输尿管高位开口：可以是先天性的，也可因肾盂周围纤维化或膀胱输尿管回流等引起无症状肾盂扩张，导致肾盂输尿管交界部位相对向上迁移，在术中不能发现狭窄。

另外，输尿管扭曲、粘连、束带或瓣膜樧结构，异位血管压迫，先天性输尿管异位、囊肿、双输尿管等都可以造成肾积水。

第二，后天获得性梗阻

后天获得性梗阻的原因主要有以下 5 点：①炎症后或缺血性的疤痕导致局部固定。②膀胱输尿管回流造成输尿管扭曲，加之输尿管周围纤维化后最终形成肾盂输尿管交界处或输尿管的梗阻。③肾盂与输尿管的肿瘤、息肉等新生物，可为原发也可能为转移性。④异位肾脏，也就是俗称的游走肾。⑤结石和外伤及外伤后的瘢痕狭窄。

此外，病变造成的梗阻包括动脉、静脉的病灶；女性生殖系统病变；盆腔的肿瘤、炎症；胃肠道病变；腹膜后病变，比如腹膜后纤维化、脓肿、出血、肿瘤等；下尿路病变，如前列腺增生、膀胱颈部挛缩、尿道狭窄、肿瘤、结石甚至包茎等，都会造成上尿路排空困难而形成肾积水。

针灸选穴疗法

本法主要治疗糖尿病性肾积水，症状见早期有排尿功能障碍及少量残余尿；晚期则可有大量残余尿，并继发尿路感染，甚至肾积水、尿毒症等。

主穴：分两组，一组为气海、列缺、照海、水道；另一组为会阴、中膂俞、委阳。

配穴：命门、肾俞、关元。

针灸方法：主穴每次选用一组，交替运用。肾阳虚患者可加配穴。其中，气海穴及配穴用灸法，余穴针刺。灸法为艾条灸，每穴以雀啄法灸 15 分钟，以局部潮红为度。采取紧按慢提结合捻转之补法，腹背部穴要求向小腹或会阴部放射，而肢体针感，以出现感传（中医指针刺时感觉沿经络而传导）为宜。针灸结合，隔日 1 次，10 次为 1 个疗程。一般治疗 3 个疗程。

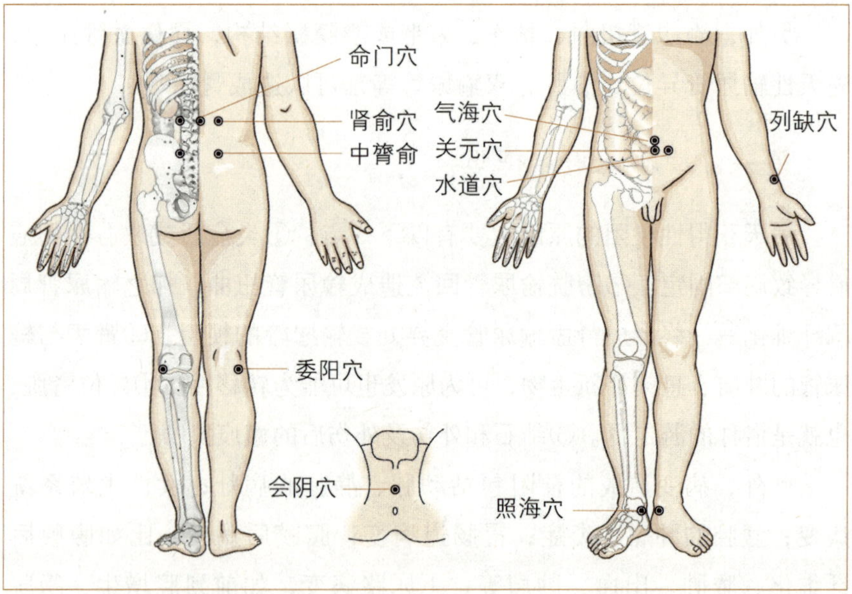

偏方疗法

方一：猪苓汤

【原料】猪苓15克，茯苓20克，泽泻15克，阿胶6克（烊冲），滑石15克。

【用法】每日1剂，水煎服。

主　治

肾积水。本方养阴，清热利水，使水去而热解，阴复则烦除，诸症自愈。

方二：温肾利水汤

【原料】制附子10克，桂枝10克，川续断15克，淫羊藿15克，黄精15克，党参10克，黄芪15克，枳实10克，牛膝15克，车前子20克，金钱草30克。

【用法】每日1剂，水煎服。

主　治

肾积水。本方可以振奋肾阳，增强肾之主水功能，使已聚之水得以温化蒸腾或从小便而去，同时使水道通调，水化为精，而不再复聚为积水。

方三：排石饮1号

【原料】金钱草45克，王不留行20克，穿山甲15克，石韦24克，瞿麦24克，赤芍12克，枳壳9克，木香12克，延胡索6克，甘草6克。

【用法】水煎服。每剂500毫升，每日1剂，分早晚服，口服10日为1个疗程。

主　治

泌尿系结石并肾积水。方中金钱草具有利水通淋排石，溶石，缓解输尿管平滑肌痉挛和松弛输尿管平滑肌的作用；石韦、瞿麦清热利水通淋，增强输尿管平滑肌蠕动，以助结石下行，赤芍活血化瘀、清热凉血、祛瘀止痛。枳壳、木香、延胡索理气止痛；王不留行、穿山甲有通经络、利水道、排石、缓解痉挛作用；甘草等可调和诸药并有利尿作用，以上诸药清热利尿、止痛排石，相得益彰。

方四：软坚脱化汤

【原料】金钱草40～100克，

海金沙30～60克，鸡内金20～40克，石韦15～25克，滑石20～30克，木通10～20克，冬葵子10～20克，车前子（包）10～30克，瞿麦15克，王不留行15克，穿山甲5～10克，蝉蜕10～15克，蛇蜕10～15克，代赭石20～30克，磁石15～20克，枳壳10～15克，牛膝15～20克。

【用法】每日1剂，水煎分2次服。

主　治

尿石症并肾积水。本方用金钱草、海金沙能滑利润下，化石通淋；鸡内金、穿山甲能消积解凝，软坚散结；石韦、滑石能通淋开窍，降泻心火，利小便水道；冬葵子、车前子、瞿麦能通调淋闭，利尿排石，并助膀胱气化；路路通、王不留行能活血通络，松解石块；蝉蜕、蛇蜕能解痉脱困，妙在能使结石如娩而出；代赭石、磁石质重入肾，镇静降逆；枳壳能破冲气上逆，有助软坚脱化之功效；牛膝能祛肾经瘀血，促气血流通，解除凝滞，并引诸药直达下焦病所。

方五：补肾益气通淋汤

【原料】菟丝子10克，枸杞子10克，山药15克，黄芪30克，白术10克，党参15克，知母15克，车前子15克（包煎），萹蓄20克，瞿麦15克，滑石15克，金钱草30克，海金沙15克，茯苓10克，泽泻10克，芒硝6克（冲服），甘草10克，干姜6克。

【用法】水煎服，每日1剂，早晚分服。

主　治

泌尿系结石并肾积水。方中菟丝子、枸杞子、山药、黄芪、白术、党参补肾健脾益气；知母、车前子、萹蓄、瞿麦、滑石、金钱草、海金沙、茯苓、泽泻清热利湿通淋；芒硝，《本经》谓“能化七十二种石”；甘草补益脾胃，调和诸药。诸药合用，补肾益气，宣通清利。

肾病综合征

肾病综合征是临床上常见的一种慢性肾病，这种病病程较长，治疗难度较大。很多患者由于担心长时间服用西药来治病会产生不良反应，所以中医治疗肾病综合征成为现在人们的首选治疗方法。下面就根据肾病综合征的中医病理，分别对五种类型的肾病综合征介绍不同的中药疗法。

第一，肝肾阴虚型

其症状主要表现为水肿不明显，但常伴有头晕头痛，面色潮红，神态兴奋，手足心热或有潮热，腰酸腿软，舌红，舌体瘦长，少苔或剥苔，脉弦细数。治宜养阴滋肾，平肝潜阳。方药可用知柏地黄丸加减。方剂用茯苓、生地黄、怀山药、牡丹皮、泽泻、女贞子、旱莲草、丹参、郁金、山萸肉、知母、黄柏各适量。

第二，脾虚湿困型

其症状主要表现为面色苍白，神疲肢冷，疲倦乏力，肢体水肿，尿少便溏，舌淡红、苔白浊，脉沉缓或滑。治宜健脾益气，利湿消肿。方药用四君子汤合五皮饮加减。方剂用党参、北芪、茯苓、甘草、蝉蜕、苏叶、粟米心、陈皮、大腹皮、生姜皮、桑白皮、桃仁各适量。

第三，水毒内闭型

主要症状表现为全身水肿严重，尿少或尿闭，腹胀或腹痛，大便溏而量少，恶心呕吐，神疲纳呆，气促胸闷，心悸痰鸣，舌质淡，体胖，苔白浊，脉细数。治宜温阳利水，辟秽解毒。可用吴茱萸汤合附子理中汤加减。方剂用吴茱萸、竹茹、法半夏、熟附子、桂枝、牡丹皮、白芍、泽泻、茯苓皮、桑白皮、枳壳、泽兰各适量。

第四，脾肾阳虚型

其主要症状为全身明显水肿，以腰腹以下为甚，以指压深陷难起，常伴有胸腔积液与腹水，形寒肢冷，精神不振，面色苍白，舌淡旁边有牙印、苔白，脉沉细无力。偏于脾虚者，大便多溏，神疲纳呆；偏于肾阳虚者，多见腰酸肢冷，小便清长，夜尿多。治宜温阳利水。可用真武汤加味。方剂用熟附子、茯苓、白芍、生姜、白术、补骨脂、泽泻、炙甘草、丹参、当归、泽兰各适量。

第五，气滞血瘀型

主要表现为面色晦暗，唇色紫暗，皮肤干燥无光泽，有瘀点瘀斑，水肿不明显，舌质紫暗，苔少，脉涩或弦。治宜行气活血祛瘀。可用桃红四物汤加味。方剂用桃仁、红花、当归、生地、赤芍、川芎、丹皮、茺蔚子、青葙子、栀子、生石膏、桔梗、香附各适量。

偏方疗法

肾病综合征是临床上的常见病，此病最大的特点就是容易复发，在感冒、感染等诱发因素的作用下病情会反复发作，且复发的次数越多病情会越严重。长此以往患者就失去了治疗的信心，而中医对此病研究出一些小偏方，的确为此病提供了健康的福音。

偏方一：大蒜 60～90 克，大西瓜 1 个（1500～2000 克）。先用尖刀在西瓜皮上挖一个三角形的洞，大蒜去皮纳入西瓜内，再用挖出的西瓜皮塞住洞口，将洞口向上，用瓦碟盖好，隔水蒸熟。将蒜和瓜趁热服下。本方对治疗肾病综合征患者有较好的疗效。

偏方二：苦参 750 克，白茅根 500 克，赤小豆 250 克。先将赤小豆加水少许，浸至出芽后，晒干研为细末。苦参和茅根加水 4 碗，煎至 1 碗，过滤后仍如前加水再煎 2 次，将前后 3 次药液混合，小火煎煮为半碗 500 毫升，然后将苦参茅根浓缩液及赤小豆末各做 10

份，每日混和服1份，服至水肿消失为止。

偏方三：胡萝卜叶500克，冬瓜皮200克。上2味水煎烂熟，加白糖适量，汤同药一起食下，每日1次，须连用6～7日。

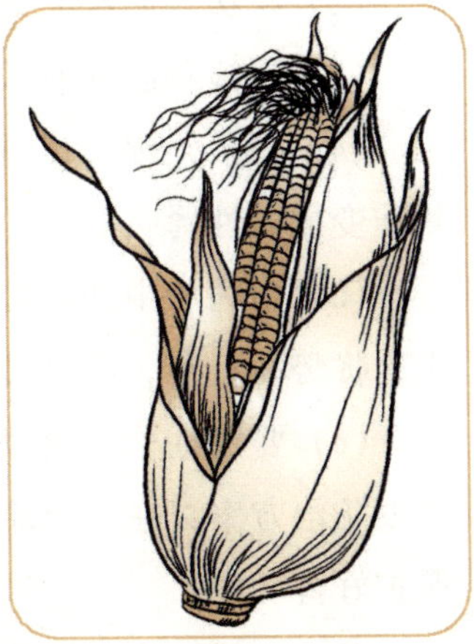

偏方四：玉米须30克，茶叶5克，白茅根30克。上3味用沸水冲泡，每日代茶饮。

偏方五：蚕豆壳20克，冬瓜皮50克，红茶叶20克。上3味加水3碗煎至1碗，去渣饮用。

偏方六：西瓜瓤适量。西瓜瓤去子，以洁净纱布取汁液，先用武火，后以小火煎煮西瓜汁成膏状。关火待冷却后，加白糖粉候汁膏吸干，混匀、晒干。再压碎，装瓶备用。每次15克，沸水冲服，每日3次。

偏方七：鲜茅根200克，粳米、赤小豆各200克。鲜茅根加水适量，加入粳米、赤小豆煮粥，每日服3～4次。

小儿尿毒症

当前，儿童尿毒症的发病率逐年上升，它严重影响到了儿童的身心健康。而作为家长，为了使自己的孩子能够健康、快乐地长大，在日常生活中就应该注意各个细节，以防儿童尿毒症的发生。

在日常生活中一定要注意观察孩子的变化，尽早地治疗原发性肾脏疾病，减轻原发性肾脏疾病对肾功能的损害。这是因为有些疾病只要在早期正确地接受治疗，便可以避免病情进展至尿毒症的，如慢性肾炎在早期尿蛋白时，如能及时、有效地控制病情，阻断炎性介质进一步损害肾脏，就完全可以保护好肾脏的固有细胞，使其正常工作，避免它发生表型的转化，这样就完全可以保障肾脏的正常“工作”状态了。以下几点为预防尿毒症发生的措施，具体的内容包括：

（1）增强体质，防止疾病的发生。

（2）积极预防和有效治疗各种感染和感冒。

（3）积极预防和有效治疗急性肾炎。

（4）积极治疗可以导致慢性肾炎的原发性肾小球疾病，以防止其演变成慢性肾炎。

（5）中医和中西医结合治疗是最佳方案，也是我国防治慢性肾炎的优势和特色，所以慢性肾炎患儿应进行积极的中医治疗。

（6）要定期检查肾功能，已有肾功能损害的应该按照尿毒症的早期防治方案，在治疗原发病的同时用中药阻断肾脏纤维化的进程，保护好肾功能。

总之，要想及时发现儿童尿毒症，并早期正确治疗，就应该给儿童定期做体检，定期检查尿常规、肾功能或肾脏B超检查，特别是尿常规的检查，几乎所有的肾脏疾病都会在尿中有所表现。

小儿肾衰竭

当肾衰竭这个“病魔”降临到孩子身上时，多少家庭陷入了绝望和痛苦的深渊。如果绝望是座大山，对生命的执著追求和勇敢就是一个利斧，坚定不放弃的治疗终会砍下希望之石。

小儿肾衰竭的治疗与护理要针对肾衰竭患儿的高血压、水与电解质紊乱、贫血、肾性骨营养不良等症状进行处理。此外，还需要注意肾衰患儿的饮食。

第一，肾衰竭患儿高血压的治疗护理

对高血压紧急情况可舌下含服硝苯地平或经静脉注入二氮嗪即

降压嗪（5毫克/千克，极量300毫克，在10秒钟内注入）。严重高血压并发血循环超负荷时可给呋塞米（2～4毫克/千克，速度为4毫克/分）。肾功能不全时，需小心应用硝普钠，因可有硫氰酸盐积聚。

第二，水与电解质的处理

小儿出现肾功能不全时，罕见需限制钠的摄入量，因有大脑“渴中心”进行调节，发展到终末期肾衰竭时则需用透析。绝大多数小儿有肾功不全时用合适的饮食可维持正常的钠平衡。有些患者因解剖异常发生肾功能不全时，由尿丢失大量钠时，则需由饮食补充钠；反之患者有高血压、水肿或充血性心力衰竭时需限制钠，有时联合用呋塞米1～4毫克（千克·日）。

肾功能进一步恶化时需做透析治疗。高钾血症可先试用控制饮食中钾摄入加口服碱性物或聚磺苯乙烯（降钾树脂）治疗。小儿肾功能不全几乎均有酸中毒，一般不需要处理，除非血清碳酸氢盐低于20毫摩/升，则需用碳酸氢钠加以矫正。

第三，小儿肾衰贫血的治疗与护理

多数患者血红蛋白稳定于60～90克/升，不需输血。如血红蛋白低于60克/升者，则小心输入红细胞10毫升/千克，小量可减少血液循环超负荷的危险。

第四，肾性骨营养不良的治疗与护理

当有高磷血症、低血钙症、甲状旁腺内分泌水平上升及血清碱性磷酸酶活性增高时，常并发肾性骨营养不良。一般当肾小球过滤率低到正常的30%以下时，则血清磷水平上升，血清钙下降，继发甲状旁腺功能亢进。高磷血症可用磷低的饮食控制，也可用碳酸氢钙或抗酸剂口服，以促进磷从肠道排出。

小儿也需注意铝中毒问题，需定期监测血清铝水平。严重肾功不全时可有维生素D缺乏，维生素D用于持续低血钙、X线片显示佝偻病及血清碱性磷酸酶活性增高时。

第五，小儿肾衰的饮食调理

当小儿肾小球过滤到不足正常的50%时，小儿生长速度下降。其主要原因有摄入热量不足。如果不了解肾功能不全时，合适的热量摄入是多少，应尽可能使热量摄入相当或高于该患儿的年龄组。可用不受限制的糖类（碳水化合物）增加饮食中热量的摄入，如糖、果酱、蜂蜜、葡萄糖聚合物以及脂肪类（如中链三酰甘油），但需患者能耐受。

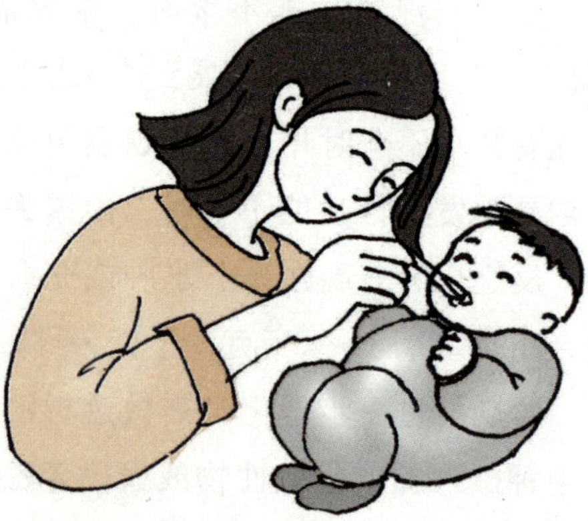

当尿素氮高于30毫摩/升时患者可有恶心、呕吐及厌食反应，这些可因限制蛋白质摄入而缓解。因小儿在肾衰时仍需要一定量的蛋白质用以生长，故应给予蛋白质1.5克/(千克·天)，且含有多量必需氨基酸的高质量蛋白质如蛋、奶，其次为肉、鱼、鸡及家禽。牛奶含磷太高，不宜多用，需用葡萄糖、花生油一类食物以补充热量。由于摄入不足或透析丢失，小儿有肾功能不全时，可能有水溶性维生素缺乏，需常规补充。如有微量元素有铁、锌等缺乏时也需供应，脂溶性维生素如维生素A、维生素E、维生素K则不必补充。

小儿急性肾炎

小儿急性肾炎是出血性肾小球肾炎的简称。临床症状主要是：全身水肿、少尿、血尿症状一般持续1～2周，经过治疗，尿量增多，水肿消退，血压逐渐下降。血尿和蛋白尿会持续一段时间，一般不超过半年。

中医学认为，本病的产生，外因为感受风邪、水湿或疮毒入侵；内因主要是肺、脾异常。

药膳疗法

二陈竹叶茶

陈皮、陈瓢各10克，鲜竹叶20片，白糖适量。煎煮数沸，加白糖，本药茶功能利水消肿，适用于肾炎脾虚湿盛水肿。

干玉米须汤

将干玉米须60克加水500毫升煎至250毫升，一次服完，早晚各1次，钾1克，每日3次。本药膳功能利水，适用于肾炎水肿。

大蒜蒸西瓜

大蒜30～45克，西瓜1个（约1500克）。先在西瓜皮上挖一个洞，大蒜剥皮纳入西瓜内，再用挖出的瓜皮塞住洞口，将洞口向上用小盘盖好，隔水蒸熟。趁热一日内分次吃完。本药膳功能利水消肿，适用于小儿急性肾炎。

小白菜薏苡仁粥

小白菜500克，薏米60克。薏苡仁煮稀粥，加洗净切好的小白菜，菜熟，不可久煮。无盐或低盐食用，每日2次。本药膳适用于急性肾炎水肿少尿者。

赤小豆煨鲤鱼

赤小豆100克，鲤鱼1尾（250～500克）。将鲤鱼去内脏，淘净，文火同煨1小时，食时不加盐。每日1～2次。本药膳利水消肿，适用于肾炎水肿。

赤豆蒸乌骨鸡

乌骨母鸡1只（重约1500克），赤小豆300克，黄酒1匙，宰杀后去毛、剖腹、洗净、沥干、切小块，赤小豆洗净，取大瓷盆一个，先倒入一半层鸡块，再倒入一半赤豆，再铺上鸡块及赤豆，淋上黄酒。喜甜食者，鸡块上面加白糖，撒入小半匙食盐。旺火隔水蒸3小时。当点心或佐膳食，每次一小碗，每日2次，本药膳功能健脾补肾，利水消肿，适用于肾炎水肿轻症。

小儿肾病综合征

小儿肾病综合征是由一组或多种原因包括慢性肾炎引起的临床症候群，临床表现为大量蛋白尿（每日＞3.5克/1.73平方米体表面积），低白蛋白血症（血浆白蛋白＜30克/升），高脂血症及水肿。主要表现为大量持久的蛋白尿、水肿、高脂血症等，有血容量不足者血尿素氮常有轻度升高，此乃因肾小球滤过率降低而肾小管重吸收相对正常所致。

生黄芪、石韦各15克，玉米须、白茅根各30克，丹参9克。水煎服。尿蛋白多者，加党参9～15克，蝉蜕6～9克，土茯苓15～20克；尿中红细胞多者，加金钱草15～30克，车前草15～30克，金银花、蒲公英各9～15克；水肿甚者，加茯苓、薏苡仁各15～30克；舌苔白厚腻者，加藿香、佩兰各6～9克；苔黄厚腻者，加茵陈、龙胆草各6克，全瓜蒌9～15克；水肿消退后出现阴虚者，可加女贞子、知母、山茱萸、枸杞子各6～9克；血白细胞增多者，加金银花、蒲公英各9～15克；血白细胞减少者，加当归、阿胶（烊化）各6～9克，黄精9克，鸡血藤9～15克；血中胆固醇持续增高不降者，加决明子10～15克，何首乌10克。

此外，用于各期、各型肾病的雷公藤多苷片，1～1.5毫克/(千克·天)，分3次口服。用于阴阳俱虚的强肾片，每片0.3克，每次2～3片，每日3次；用于肾病恢复期之滋补肝肾丸，每次3克，每日3次；用于肾病之寒湿困脾证的肾炎水肿片，每次2片，每日2～3次；用于肾病肾功能不全尿毒症的尿毒清冲剂，每次3～9克，每日2～3次；用于肾病水肿、蛋白尿、高脂血症的玉米须60克，水煎，分次服；用于肾病脾虚兼血瘀、湿热的黄芪30～60克，益母草15～30克，白茅根30～60克，大枣10枚，水煎，每日1剂，分2次服。

第二节

肾性男科病的中医疗法

阳痿了，如何在养肾中让身体复原？遗精了如何通过对肾的护养让身体健康不再“流逝”？早泄了，又如何能在补肾气、固肾精中享受持久“性”福？看似不咳嗽、不发热，还不耽误上班，但让身陷其中的男性苦不堪言。以健康为着力点，从膳食、经穴角度为你找回健康，也找回尊严。

阳　痿

阳痿是指在性交时阴茎不能勃起或举而不坚，不能进行性交的一种性功能障碍病发现象。多指青壮年男子，由于虚损、惊恐或湿热等原因，致使宗筋弛纵，引起阴茎萎软不举，或临房举而不坚的病症。《灵枢·邪气脏腑病形》称阳痿为“阴痿”。《景岳全书·阳痿》说“阴痿者，阳不举也”，指出阴痿即是阳痿。

从中医的角度来看，引起阳痿的原因不同，其表现症状也不相同。阳痿若以恐惧伤肾为因者，常兼见胆怯多疑、心悸易惊、精神苦闷、寐不安宁、苔薄腻、脉弦细等；阳痿若以肝郁不舒为因者，常兼见情绪抑郁、烦躁易怒、胸胁胀闷、苔薄脉弦等；阳痿若以命门火衰为因者，常兼见头晕耳鸣、面色苍白、畏寒肢冷、精神委靡、腰膝酸软、精薄清冷、舌淡苔白、脉沉细等；阳痿若以心脾受损为因者，常兼见精神不振、面色不华、夜不安寐、胃纳不佳、苔薄腻、脉弦细等；阳痿若以湿热下注为因者，常兼见阴囊潮湿、臊臭、下肢酸困、小便黄赤、苔黄腻、脉濡数等。

药膳疗法

薏仁赤豆汤

薏苡仁、绿豆、赤豆各 30 克。将薏苡仁、绿豆、赤豆分别洗净，置锅中，加清水 1000 毫升，武火煮开 5 分钟，改文火煮 30 分钟，分次食用。本品有清热利湿之功效。适用于湿热下注型阳痿，伴口干口苦、小便短赤、阴部湿痒者。

麻雀枸杞汤

麻雀 2 只，菟丝子、枸杞子各 15 克。将菟丝子、枸杞子洗净，装入纱布袋内，扎口；麻雀去毛及内脏，洗净，与二者入锅加适量水同煮至熟即可，食肉，饮汤。本品可温肾壮阳，益精，适用于肾阳不足、阳痿、早泄、畏寒乏力者。

海参炒黄鱼片

海参 30 克，黄鱼 1 条。海参发好，黄鱼去内杂洗净切片，同炒，加酒、姜、盐调味食用。本品有补脾肾、填精壮阳之功效。海参补肾益精，黄鱼又名石首鱼，益气填精。二者合用，适用于肾阳不足型阳痿患者。

泥鳅酸枣仁汤

泥鳅、酸枣仁各 50 克。泥鳅活杀，去内脏，洗净，切段；酸枣仁洗净。同置锅中，加清水 500 毫升，加姜、葱、黄酒，武火煮开 3 分钟，去浮沫，改文火煮 15 分钟，分次食用。本品补益心脾，适用于心脾两虚型阳痿患者。

虫草炖鸭子

雄鸭1只（1000克），冬虫夏草10克，作料少许。雄鸭去毛及内脏洗净，放沙锅内加冬虫夏草、食盐、葱、姜调料少许，加水以小火煨炖，熟烂即可。本品具有滋阴补肾之功效。鸭肉性味甘凉，有滋阴补肾作用；冬虫夏草补肺益肾，适用于肾虚阴亏阳痿早泄患者。

经穴疗法

取神阙穴、气海穴、关元穴、脾俞穴和肾俞穴。平躺，用掌按揉法按揉神阙穴5分钟，力度以感到酸痛为宜；平躺，用中指按法按气海、关元穴各2分钟，以感觉到微热为宜；俯卧，用三指按揉法按揉脾俞穴、肾俞穴各2分钟，力度以感到酸痛为宜。可对阳痿起到很好的调治效果。

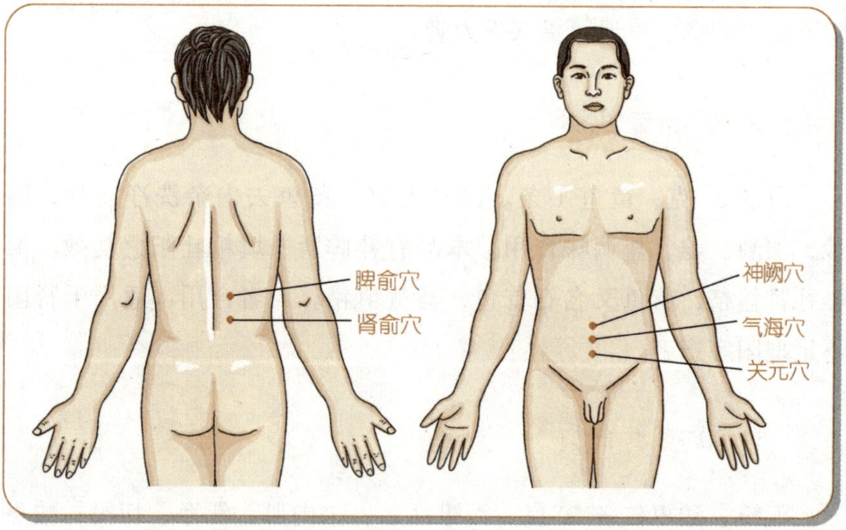

遗 精

遗精是指不因性交而精液自行泄出的现象，属于男性性功能障碍性疾病。梦遗、滑精是遗精轻重不同的两种证候。有梦而遗者名为“梦遗”，无梦而遗，甚至清醒时精液自行滑出者为“滑精”。通常情况下，年轻人半月一次，中年人一月一次，这是生理上常有的现象，不能说它是病；若一周有数次之多或性交无力、滑流不禁者则属病态。

中医认为，遗精多由肾虚精关不固，或心肾不交，或湿热下注所致。肾藏精，宜封固不宜外泄。凡劳心太过，郁怒伤肝，恣情纵欲，嗜食醇酒厚味，均可影响肾的封藏而遗精。

古方“威喜丸”，是用于“治丈夫元阳虚惫，肾气不固，梦寐频泄”之证，仅用白茯苓一味为末，熔黄蜡为丸吞服。白茯苓性平，味甘淡，能补肾，凡遗精之人，无论虚实，皆宜食用。还有一种炒食盐敷脐法，简便易行：用食盐 500 克（块盐最好），上火炒热后，用布包裹，热敷脐部。可治肾阳不足、肾气亏虚等导致的遗精。需要注意的是，一旦发现局部发痒、发红、起皮疹等现象，应立即停止使用此法。

药膳疗法

白果鸡蛋羹

白果仁 2 枚，鸡蛋 1 个，精盐少许。将白果仁研为细末，放入碗内，打入鸡蛋，加盐及清水少许，调匀后上笼蒸熟食用。每日早晚各 1 剂。本品具有滋阴补肾、涩精之功效。适用于阴虚火旺型遗精患者。

芡实煲老鸭

老鸭250克，芡实30克，陈皮3克。选鲜老鸭，割去油脂，洗净，斩块，下油锅略爆黄，备用；芡实、陈皮洗净。把全部用料放入锅内，加清水适量，武火煮沸后，文火煲2～3小时，加盐调味即可食用。适用于阴虚火旺型遗精患者。

羊肉番茄汤

羊肉500克，番茄100克，土豆250克，胡萝卜50克，白菜150克，葱白、胡椒面、细盐、味精、花生油、香菜末各适量。将羊肉洗净，整块放入锅内，加水煮至五成熟捞出，切成小方块；土豆去皮切片，番茄去皮切块，葱白切小段，白菜斜切成块，胡萝卜切成小方块。同放入锅中，加入羊肉汤煮熟后，加入胡椒面、细盐、味精、花生油、香菜末调味即可。饮汤、吃羊肉，每日1料。本品具有温中暖肾、益气补血之功效，适用于肾阳虚型的遗精患者。

百合芡实汤

百合30克，芡实50克，糖适量。将百合、芡实加水煮熟，加糖调味，随量服用。本品养心安神，补肾固精，适用于遗精患者。

经穴疗法

取印堂穴、神庭穴、百会穴、攒竹穴、风池穴。取坐位，用双手拇指桡侧缘交替推印堂至神庭穴30次；用拇指指腹按揉百会穴100次，力度以感觉酸胀为佳；用食指指腹按摩攒竹穴，反复按摩30次；用拇指和食指按揉风池穴1分钟，力度以感到酸痛感为宜。此法对肾性遗精能起到保健、预防和调治的作用。

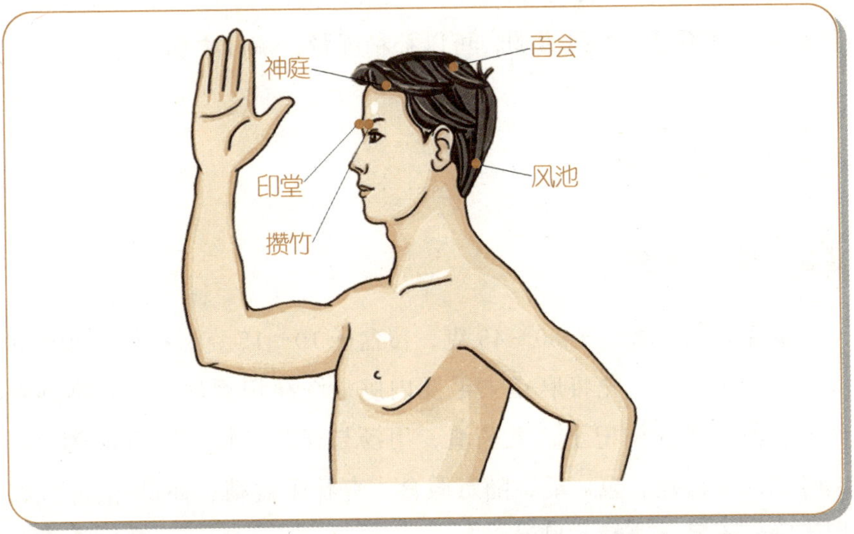

早泄

早泄是指射精发生在阴茎进入阴道之前，或进入阴道中时间较短，在女性尚未达到性高潮，提早射精而出现的性交不和谐现象。射精时间的长短没有统一的标准，一般为2～6分钟，但更短的时间内射精亦属正常范围，只要双方感到满足就是成功，不能以时间长短来做衡量的标准。

早泄就其分类来看，分为器质性（疾病引起）和非器质性（心理性、习惯性，及因包皮过长等正常原因引发的射精过快现象）。导致早泄的原因主要可以分为心理和生理两大部分，从治疗角度来说，单独心理和生理方面来治疗早泄，还很难实现。不过最新研究发现，延时训练法却能同时从心理和生理方面根除早泄。

中医认为，早泄以虚证为多。阴虚火亢证表现为手足心热、腰膝酸软、阴茎易勃、交媾迫切、夜寐易醒等；肾气不固证表现为体弱畏寒、小便清长、夜尿多、阴茎勃起不坚等。中医药调理对于治疗早泄起着关键作用，铁灵芝、韭杞茶、枸杞子等中药可以从根本上解决肾气不足，禀赋素弱，可以补精强肾，疏肝柔筋。

药膳疗法

雀儿药粥

麻雀5只，菟丝子30～45克，覆盆子10～15克，枸杞子20～30克，粳米100克。先将麻雀去毛及内脏，洗净用酒炒；用沙锅煎菟丝子、覆盆子、枸杞子，去药渣，用汤与雀肉、粳米同煮成粥，将熟时加入少许盐、葱、姜，随意服食。有壮阳益精、补肾养肝之功，用于肾气不足之遗精、早泄。

芡实粉粥

芡实粉60克，粳米90克，用粳米煮粥，半熟时加入芡实粉，调匀成粥，早餐食。有补肾涩精之功，用于肾气虚损之早泄、遗精。

黄芪粥

黄芪30克，粳米50克。先用水煮黄芪取汁去滓，再用药汁煮米成粥，早餐食用。有健脾益气之功，用于脾虚气亏之早泄。

经穴疗法

取神阙穴、气海穴、关元穴、中极穴、肾俞穴、命门穴、合谷穴、三阴交穴和太溪穴。取坐位，先用两掌同时按揉两侧腰骶部，时间约5分钟。再用两拇指按揉肾俞、命门穴，各1～2分钟，以透热为度；取坐位，先用右拇指按揉左侧合谷穴1分钟，后用左拇指按揉右侧合谷穴1分钟。再用拇指按揉两侧三阴交、太溪穴各1～2分钟。然后用掌按揉两侧大腿、小腿的内侧，时间约5分钟。之后，取仰卧位，先用右（或左）掌根揉神阙穴，以脐下有温热感为度。再用掌摩法摩小腹部，时间约 5 分钟。然后用拇指按揉气海、关元、中极穴各 1～2 分钟。

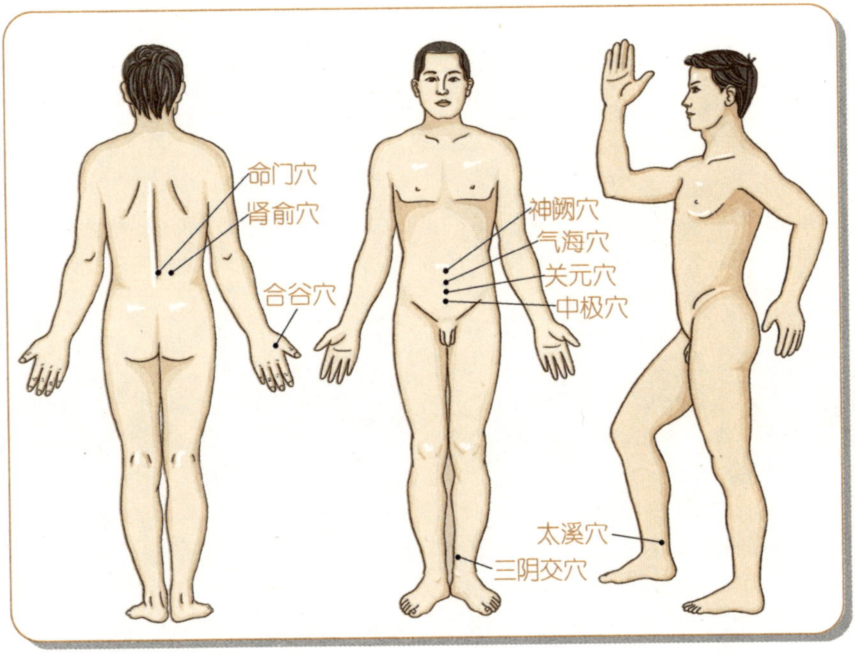